战胜风湿骨病丛书

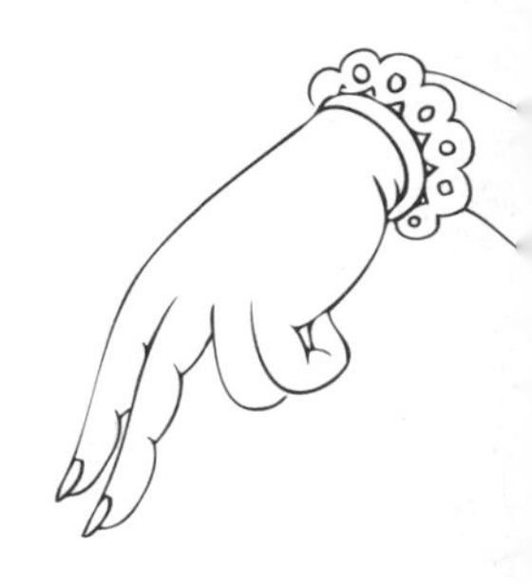

战胜痛风与高尿酸血症

主　编　崔　妍　史宇航

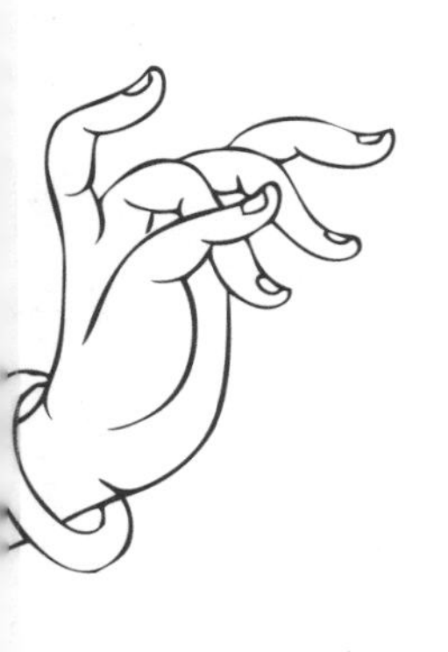

中国科学技术出版社
·北　京·

图书在版编目（CIP）数据

战胜痛风与高尿酸血症 / 崔妍，史宇航主编. —北京：中国科学技术出版社，2018.8（2019.3 重印）
（战胜风湿骨病丛书 / 吴英萍主编）
ISBN 978-7-5046-8087-7

Ⅰ. ①战… Ⅱ. ①崔… ②史… Ⅲ. ①痛风—中医治疗法—问题解答 ②代谢病—中医治疗法—问题解答 Ⅳ. ① R259.897-44

中国版本图书馆 CIP 数据核字（2018）第 157039 号

策划编辑	焦健姿　王久红
责任编辑	黄维佳
装帧设计	华图文轩
责任校对	龚利霞
责任印制	李晓霖

出　　版	中国科学技术出版社
发　　行	中国科学技术出版社发行部
地　　址	北京市海淀区中关村南大街 16 号
邮　　编	100081
发行电话	010-62173865
传　　真	010-62173081
网　　址	http：//www.cspbooks.com.cn

开　　本	710mm×1000mm　1/16
字　　数	132 千字
印　　张	11.75
版　　次	2018 年 8 月第 1 版
印　　次	2019 年 3 月第 2 次印刷
印　　刷	北京威远印刷有限公司
书　　号	ISBN 978-7-5046-8087-7/ R・2265
定　　价	29.80 元

丛书编委会名单

总 主 审 陈珞珈 王中男

总 主 编 吴英萍

副总主编 张旻旻 吴九如 张丽莉

编 委 徐忠良 孙 立 马晓依 冷 威
应达时 毕 岩 付玉娟 张昕烨
孟祥月 王若男 王 姝 崔 妍
史宇航 国宝龙 刘迎辉

分册编著者名单

主 编 崔 妍 史宇航

副主编 王 蕾 李樱子

编 者 邢翔宇 林圣娟 陈晓娟 李 佳

内容提要

本书是一本有关痛风病的科普图书，以吴英萍教授从医40多年的临床经验为出发点，从初识痛风病、名医治疗痛风病、痛风病的调养与康复等角度展开，采用一问一答的形式，生动、形象地论述了什么是痛风、如何治疗及生活中如何调摄等相关问题。本书资料翔实，观点新颖，语言简洁、通俗易懂，重点突出实用，理论与临床兼顾，可以帮助患者及其亲属深入了解本病，可以解除痛风病患者的困惑，指导其客观、正确认识本病，并配合临床医生治疗，树立战胜疾病的信心，可供痛风病患者、患者家属及对本病感兴趣的读者阅读。

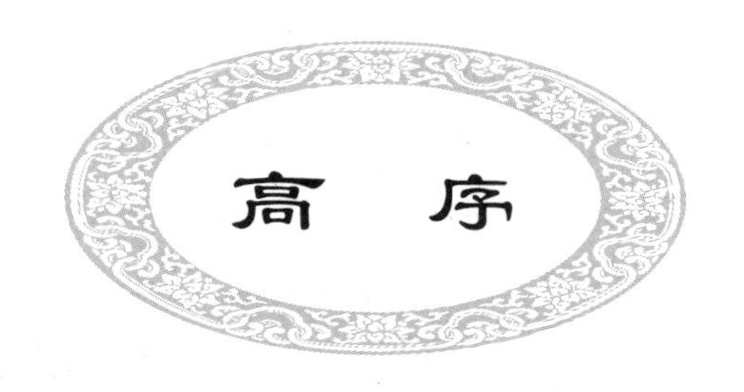

高序

吴英萍教授倾心编著的“战胜风湿骨病”丛书即将付梓，她希望我为此书作序。此事如果是在两年前，我会毫不犹豫地欣然命笔。而如今，考虑我与她的关系，就有些迟疑不定。她说：“这套丛书的出版是为了更好地传播预防治疗风湿病的知识和技能，帮助数以万计的风湿病患者解除痛苦，是将我几十年呕心沥血研究的独特疗法奉献给社会，你担心什么？”听到这些，我再也难以推却，只好“举贤不避亲”了。

“战胜风湿骨病”丛书是吴英萍教授集40余年医学研究和临床实践成果的结晶，是“英平风湿骨病治疗体系”理论和方法的具体诠述和解释，是一套融中国传统医药学与西方现代医药学于一体的风湿病大众医学科普读物。丛书从上百种风湿病中选取了8种常见、多发、患者众、危害大的风湿骨病症，由浅入深、通俗易懂地详细阐释了风湿病的病因病理和预防、诊断、治疗、康复全过程的理论知识和实践经验，既为风湿骨病医学工作者提供了一部难得的教材和工具书，也为广大风湿骨病患者的医疗康复提供了有益的指南。

风湿病，在我国古来有之，春秋战国时期的中医药典籍《黄帝内经》中将其称为“痹证”，是一种既常见又难治的疾病，被世界医学界称为“活着的癌症”。如果不能及时有效治疗，不仅会导致患者骨骼变形、关节扭曲、肢体瘫痪，还会累及多个脏器和免疫功能的丧失，给患者带来巨大的生理、心理痛苦和经济负担。据世界卫生组织统计，全球因患风湿病而致残的患者每年有近4000万人。我国现有风湿病患者达2000万人以上，其中80%的患者治疗效果不佳，尤其在广大农村地区，风湿骨病成为因病致贫、因病返贫的重要因素之一。

为攻克这一世界医学难题，帮助风湿骨病患者摆脱病痛的折磨，从20世纪70年代末开始，学习西方现代医学的大学毕业生吴英萍，在军队领导的鼓励和支持下，转而刻苦钻研中医药经典，遍访各地名医大师，巧借千家方、妙用本草经，历经10余年夜以继日的科学攻关，成功研究出有效治疗风湿骨病的“英平系列中成药”，获得军队科技进步奖，并在此基础上创立了一整套行之有效的“英平风湿骨病治疗体系”。30多年来，这套治疗体系为100多万名风湿骨病患者提供了良好的医疗服务，有效率达98%，治愈率近60%。

“英平风湿骨病治疗体系”的独到之处在于既追求治疗的有效性，又探寻风湿骨病的病因和病理，以实现“既治已病，又治未病”的功效。“英平风湿骨病治疗体系”认为，人的脏腑功能失调、免疫能力下降，是导致风湿病发生的内因；而作息不周、风寒湿邪侵入，则是风湿病发作的外因。内因为本，外因为末，舍本求末则百病难除。因此，应对风湿骨病的治本之道是调节脏腑功能、重建机体平衡和增强免疫能力。根据这一理念，吴英萍教授从100多味纯中药中成功研制出10余种国家专利保护的中成药，形成有效治疗风湿骨病的“核心技术”。

传统医药学和现代医药学是我国医药学的“一体两翼”，共同承担着维护人民健康的重任。中医药和西医药各有所长，又各有所短。实现中西医药的有机融合，扬长避短，取长补短，是我国医药学发展的最大优势。“英平风湿骨病治疗体系”的可贵之处就在于探索出一条将中西医融为一体的路子，在风湿病的预防、诊断、治疗、康复等各个环节，将药物疗法、经络疗法、物理疗法、营养疗法、功能训练等各种中西医治疗手段科学组合，综合运用，从而收到标本兼治的良好效果。

2016 年 8 月，党中央、国务院召开了具有重要历史意义的全国卫生与健康大会。习近平总书记提出了“大卫生、大健康”的理念，要求将人民健康置于优先发展的战略地位，并确定了“预防为主，中西医并重”的卫生工作方针。希望“战胜风湿骨病”丛书在健康中国建设和传播防治风湿骨病知识、技能方面能够发挥更大的作用，也希望“英平风湿骨病治疗体系”在理论研究和实践创新方面，不忘初心、戒骄戒躁，继续探索，不断完善，为提高人民健康水平做出新的更大贡献。

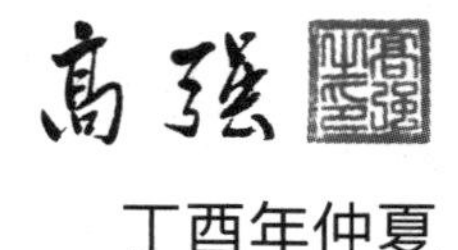

丁酉年仲夏

孙　序

民为邦本！“没有全民健康，就没有全面小康”，要实现中华民族伟大复兴的“中国梦”，就必须夯实“健康中国”这一关系全面小康的民生基础。因此，习近平总书记在全国卫生与健康大会上明确提出了我国新时期卫生工作方针：“以基层为重点，以改革创新为动力，预防为主，中西医并重，将健康融入所有政策，人民共建共享。”由此可见，国家和人民对医药卫生工作提出了更大的需求和更高的要求，每一位医者的肩上都应有继承发展医学、服务大众的责任担当。

学无止境！医学，无论是中医学还是西医学，同样学无止境。要做到“术业有专攻”，就必须倾注毕生精力博学而深思。清代学者程国彭在《医学心悟》中说：“思贵专一，不容浅尝者问津；学贵沉潜，不容浮躁者涉猎。”每一位医者的心中都应有潜心治学以促进实现医学“创造性转化、创新性发展”的责任担当。

风湿病，既是一种常见病、多发病，又是一种难治病。中医学认为，“风寒湿三气杂至，合而为痹”（《黄帝内经素问·痹论篇》），且按邪气所胜划分为：风气胜者为“行痹”，寒气胜者为“痛痹”，湿气胜者为“着痹”；按时令得病划分为：以冬遇此者为“骨痹”，以春遇此者为“筋痹”，以夏遇此者为“脉痹”，以至阴遇此者为“肌痹”，以秋遇此者为“皮痹”。西医学认为，风湿病大多是自身免疫性疾病，其病具有四大特点：隐（发病隐蔽）、慢（病情发展缓慢）、长（病程长）、传（大多有遗传倾向），是一组长期侵犯关节、骨骼、肌肉、血管和相关软组织或结缔组织为主的疾病，诊断及治疗均有相当难度。每一位主攻风湿病的医者在临床中都应有深入研究、总结提高的责任担当。

吾徒吴英萍出身军人，先后学习西医学、中医学，从事风湿病中西医结合临床40多年。响应习主席“切实把中医药这一祖先留给我们的宝贵财富继承好、发展好、利用好”的号召，遵循新时期卫生工作方针，认知“人命至重，贵于千金”，虔诚学习“大医精诚”之精神，牢记“术贵专精”之师训，潜心治学、勇于实践，研制成功国家级新药4项、中成药30余种，获得国家专利25项，著述160余万字，创立了中西医并重之“英平风湿骨病治疗体系”，荣获军队科技进步奖及吉林省“创新创业人才”、全国“巾帼建功标兵”、“三八红旗手”、五一劳动奖章等荣誉称号。近年来，数历寒暑、数易其稿，以大量临床病例为基础，精心编写了“战胜风湿骨病”丛书。

抚卷通览，“战胜风湿骨病”丛书阐述全面、病例典型，中西医并重且相互补充，方法实用可行，行文简洁明了，易于普及推广，既能惠及广大群众，又可供同仁参考。

观其志，可赞；观其行，可嘉；观其书，可读。

是为之序。

孙光荣

丁酉年仲夏

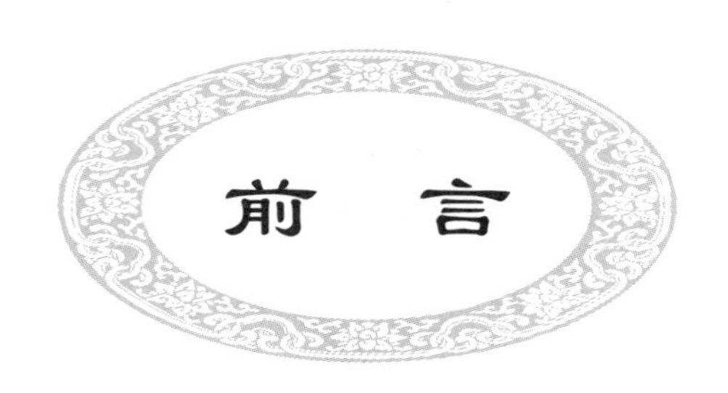

前言

痛风（gout）是由单钠尿酸盐（MSU）沉积所致的晶体相关性关节病，与嘌呤代谢紊乱和（或）尿酸排泄减少所致的高尿酸血症直接相关，特指急性特征性关节炎和慢性痛风石疾病，主要包括急性发作性关节炎、痛风石形成、痛风石性慢性关节炎、尿酸盐肾病和尿酸性尿路结石，重者可出现关节残疾和肾功能不全。痛风常伴腹型肥胖、高脂血症、高血压、2 型糖尿病及心血管病等表现。痛风最重要的生化基础是高尿酸血症。正常成人每日约产生尿酸 750mg，其中 80% 为内源性，20% 为外源性尿酸，这些尿酸进入尿酸代谢池（约为 1200mg），每日代谢池中的尿酸约 60% 进行代谢，其中 1/3 约 200mg 经肠道分解代谢，2/3 约 400mg 经肾脏排泄，从而可维持体内尿酸水平的稳定，其中任何环节出现问题均可导致高尿酸血症。原发性痛风缺乏病因治疗，因此不能根治，治疗痛风的目的是：迅速控制痛风性关节炎的急性发作；预防急性关节炎复发；纠正高尿酸血症，以预防尿酸盐沉积造成的关节破坏及肾脏损害。

本书共有三个章节，第 1 章初识痛风病，章节中对痛风的概念、病因、相关检查、临床表现做了相关细致的描述。第 2

章名医治疗痛风病，包含中、西医两方面，西医目前常见的一些治疗药物及手段，中医对痛风病的认识及内治法则、外治方法的介绍。第 3 章主要介绍的是痛风病的生活调养及康复方法，这既是本书的重点，又是本书的主旨所在。中医讲究“三分治、七分养”、《素问・四气调神大论》说“是故圣人不治已病治未病，不治已乱治未乱”，这些都说明预后、调养、康复的作用对于痛风病患者来说远远大于药物的治疗作用，而且对于那些处于高尿酸状态的“亚健康”人群也有着重要的指导作用。

由于痛风病患者并非病症个个相同，所以要因病、因人、因时相治宜，不可盲目照搬本书知识，应针对个体灵活应用。由于编者的学识和水平有限，再加上时间仓促，本书内容难免存在纰漏、谬误和不妥之处，恳请同道及读者批评指正。

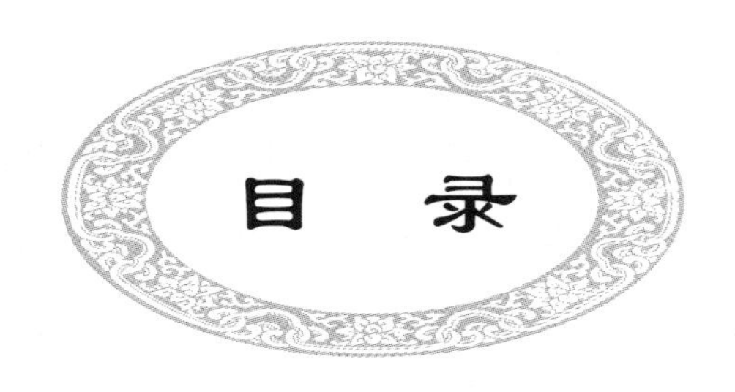

第 1 章 初识痛风病

第 2 章　名医治疗痛风病

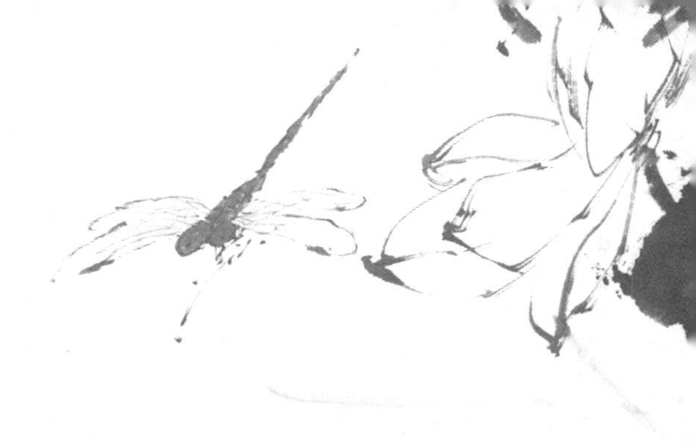

第1章 初识痛风病

第一讲 痛风及高尿酸血症的表现

中医诊室

张先生，今年45岁，体型肥胖，平时喜欢吃海鲜、动物内脏、豆腐等食物，每顿饭至少喝两瓶啤酒。从事销售工作，非常忙碌、辛苦。前几日因工作需要，应酬较多，吃了大量海鲜、喝了大量啤酒。今天早上突然出现左侧足大趾关节剧烈疼痛、难以忍受，疼痛地方明显红肿、向外突出。张先生80岁的老父亲看到儿子痛苦的样子后非常担心，赶紧问儿子怎么了，张先生向父亲描述了症状后，父亲紧张地说："你是不是也和我一样得了高尿酸血症，听说这个病遗传，我有这个病，你很可能也有呢，可是我是手脖子疼，你是脚趾关节疼，而且我也没像你疼得这么严重啊，感觉咱俩的病又不是特别一样。咱们还是赶快去医院看看吧，别把病耽误了。"父子俩匆忙去了医院，找到了英萍医生，英萍大夫详细问了病情，告诉张先生，他可能得了痛风，跟父亲的病很像，但又不一样，如果积极治疗会有好转的。

生活中，像张先生这样的例子并不少见。那么，什么是痛风？什么是高尿酸血症？与关节炎有什么区别呢？痛风的典型症状有哪些？应该做什么检查才能知道自己是否得病了呢？应该如何预防痛风呢？

下面，笔者将针对上面的问题逐一介绍痛风的基础知识。

1. 什么是痛风？

张先生：大夫我这是得了什么病？

英萍医生：张先生根据你描述的这些症状，我觉得你可能得了痛风，但是什么检查都没做，我不能给你确诊，只能说考虑得了痛风。下面给你简单介绍一下什么是痛风。

痛风是一组异质性、代谢性疾病。痛风的临床特点为高尿酸血症、反复发作的急性关节炎、痛风石沉积、痛风石性慢性关节炎和关节畸形，累及肾脏引起慢性间质性肾炎和肾结石等。常并发心脑血管疾病而危及生命。好发于男性、绝经期女性，40—50 岁为发病高峰。分原发性（遗传、酶缺陷等）、继发性（慢性溶血性贫血、甲状旁腺功能亢进、各种肾病等）。痛风发病的先决条件是高尿酸血症，高尿酸血症是指 37℃时血清中尿酸含量男性超过 416μmol/L（70mg/L）；女性

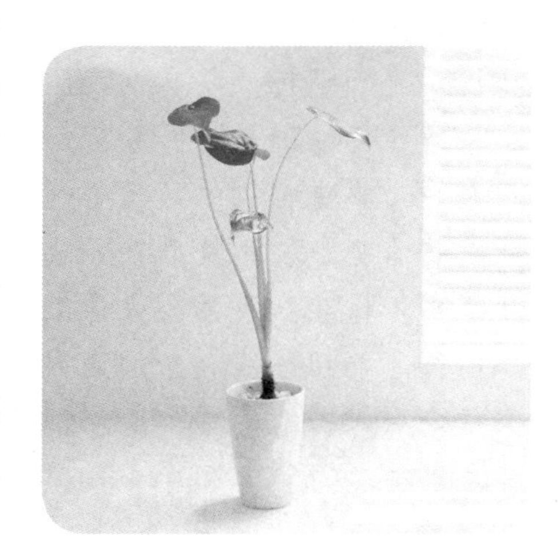

超过357μmol/L（60mg/L）。超过此浓度时尿酸盐可沉积在组织中，造成痛风组织学改变。5%～12%的高尿酸血症患者最终发展成为痛风，高尿酸血症患者只有出现尿酸盐结晶沉积、关节炎、肾病、肾结石等称痛风。

2. 高尿酸血症与痛风有哪些关系？

张先生：大夫，得了高尿酸血症就一定得痛风吗？或者说得了痛风就一定会有高尿酸血症吗？

英萍医生：你这个问题问得很好。虽然急性痛风性关节炎发作时与高尿酸血症的程度呈正相关，但是许多高尿酸血症患者，终身无急性关节炎发作。有些患者是在高尿酸血症持续多年后，才有痛风发生。相反，少数急性痛风患者，血尿酸浓度却显著低于饱和状态。所以高尿酸血症是否引发痛风发作还有如下诱发因素，全身因素包括精神紧张、疲劳、酗酒、感染等，局部因素包括温度、pH、创伤，均可诱使尿酸盐结晶沉积引起急性痛风发作。

3. 什么是假性痛风？

张先生：那什么是假性痛风呢？

英萍医生：假性痛风是一种累及关节及其他运动系统的，与二水焦磷酸钙（calcium pyrophosphate sedimentation，CPPS）晶体沉积有关的晶体性关节病，因此，又称为焦磷酸关节病。

女性的患病率高于男性，男女之比为1∶（2～7）。男性起病年龄较年轻，且多以双下肢关节的急性发作为主要表现，而女性发病多在老年，以慢性炎症为主要表现，四肢关节都可

累及。

病理上主要表现为关节软骨、半月板、滑膜及关节周围组织的钙质沉积。临床上好发于老年人，急性期以急性自限性的滑膜炎（焦磷酸钙沉积病）最为常见，而其慢性关节炎表现则与骨关节炎有着密切的联系，以累及全身大关节如膝、腕、肩、髋等关节为主。

由于目前尚无针对假性痛风病因的特异性药物，对本病的治疗尚停留在对症和支持治疗。假性痛风预后多良好。合并其他疾病者，其预后取决于并发病。

总之，假性痛风有下述特点：①老年人多见，年轻人少见；②病变主要侵犯膝、肩、髋等大关节。③X线摄片见关节间隙变窄和软骨钙化灶呈密点状或线状，无骨质破坏改变。④血清尿酸含量往往正常。⑤滑液中可查见焦磷酸钙单斜或三斜晶体。⑥秋水仙碱治疗效果较差。

假性痛风病的历史

1857年，Admas报道了首例关节软骨钙质沉着病理标本。1903年，北爱尔兰的Bennet在1例尸检中发现多发性关节软骨的钙质沉着与关节滑液中一种杆状的、具有双折射性质的晶体有关。1961年，McCarty和Hollander将偏振光显微镜技术和X线衍射技术用于痛风尿酸钠晶体的研究后，才明确了这种非尿酸盐晶体的成分为焦磷酸钙（$Ca_2P_2O_7$），此后一些体内或是体外实验都进一步证实了焦磷酸钙作为一种炎症诱导介质可以引起多发性关节炎。在历史上本病曾有多种名称，如焦磷酸钙沉积病、软骨钙

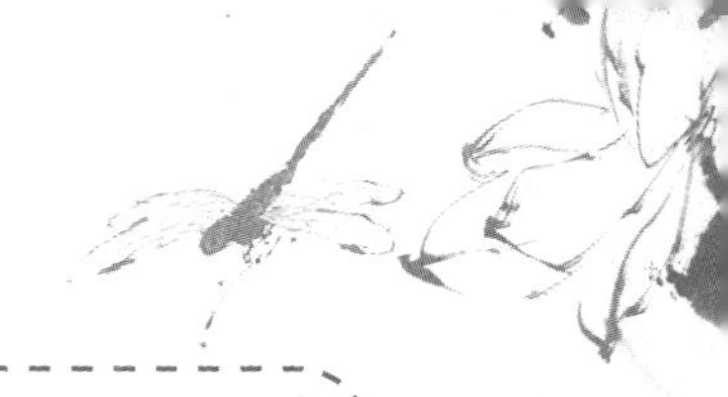

质沉积病、多关节钙质沉着、软骨钙质沉着性关节炎、关节软骨钙质沉积、焦磷酸关节炎和焦磷酸钙痛风等。这主要是因为本病的发病机制尚未彻底阐明，而其临床表现复杂多样，缺乏具有特征性的表现，同时本病又常和其他疾病合并存在，如骨关节炎、关节外伤和一些内分泌代谢性疾病等。近年来，在偏振光显微镜下又发现假性痛风患者的关节滑液中除了焦磷酸钙外，常还伴有其他磷灰石类的碱性磷酸钙盐和草酸钙晶体的沉积，而这些患者在临床、病理和影像学的表现上又并无其他异常特征，以致有人质疑是否应该把本病作为一个独立的疾病来看待。目前在临床上普遍的分类方法是将其分为3类：散发性假性痛风、家族性假性痛风、与代谢疾病相关的假性痛风。

4. 痛风与假性痛风有什么区别？

张先生：我应该怎样区分痛风和假性痛风呢？

英萍医生：这两种疾病很好区分。你可以根据我说的以下几点进行区分。

（1）病因不同：假性痛风的基本病因为焦磷酸钙沉积。可能与遗传、外伤和代谢障碍等因素有关；而痛风发生的关键病因是血液中尿酸长期增高。

（2）发病部位不同：假性痛风主要侵犯膝、肩、髋等大关节，呈单关节炎或多关节炎，关节肿胀明显，但疼痛较轻，可出现晨僵，屈曲挛缩；痛风经常为夜间或晨起突然剧烈疼痛，多以急性关节呈红、肿、热、痛开始，多见于趾骨等小关节，且常因饮食、劳累等原因诱发而反复发作。

（3）从临床症状上区分：两者虽然临床表现相似，但假性痛风症状较轻，四肢小关节较少受累，急性发作时血沉增快，白细胞增高，血尿酸值增高。而痛风好发于四肢小关节，急性发作以血尿酸增高为主。

你可以根据我说的这些特点进行区分，我这样简单的描述之后，你就可以清楚地理解这两种病了。

5. 还有哪些疾病与痛风症状相似？

张先生：还有其他和我症状相似的疾病吗？

英萍医生：当然有啊，好多疾病都和你的症状差不多，所以很容易误诊、漏诊，耽误病情。我给你简单介绍以下几种疾病。

（1）急性期的鉴别诊断。

①急性风湿性关节炎：发病前有A族溶血性链球菌感染史，病变主要侵犯心脏和关节，青少年多见。起病前1～4周常有溶血性链球菌感染如咽炎、扁桃体炎病史。常侵犯膝、肩、肘、踝等关节，并且具有游走性、对称性。常伴有心肌炎、环形红斑和皮下结节等表现。抗溶血性链球菌抗体升高如ASO＞500U，抗链激酶＞80U，抗透明质酸酶＞128U。水杨酸制剂治疗有效。血尿酸

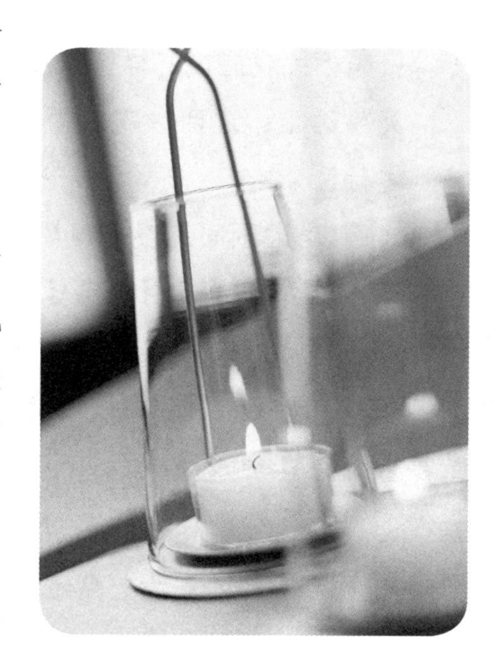

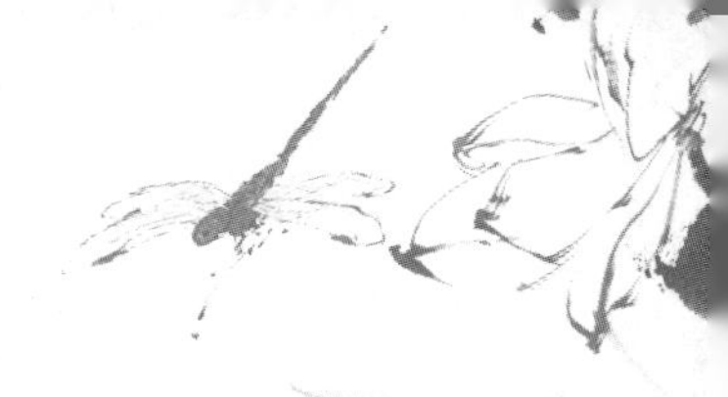

含量正常。

②化脓性关节炎：主要为金黄色葡萄球菌所致。可发现原发感染或化脓病灶；多发生于负重大关节，如髋、膝关节，并伴有高热、寒战等症状。关节腔穿刺液为脓性渗出液，涂片镜检可见革兰阳性葡萄球菌和培养出金黄色葡萄球菌。滑液中无尿酸盐结晶。抗痛风药物治疗无效。

③外伤性关节炎：有关节外伤史。受累关节固定，无游走性。滑液中无尿酸盐结晶。血清尿酸不高。

④淋病性关节炎：急性发作侵犯趾关节与痛风相似，但有下述特点：有冶游史或淋病表现；滑液中可查见淋病双球菌或细菌培养阳性，无尿酸结晶。青霉素和环丙沙星治疗有效。

（2）慢性期的鉴别诊断。

①慢性类风湿关节炎：本病常呈慢性经过，约10%的病例在关节附近有皮下结节，易与不典型痛风混淆。但本病：指趾小关节常呈对称性梭形肿胀，与单侧不对称的痛风关节炎截然不同；X线摄片显示关节面粗糙、关节间隙变窄，有时部分关节面融合，骨质普遍疏松，但无骨皮质缺损性改变；活动期类风湿因子阳性，关节液无尿酸盐结晶查见。

②银屑病性关节炎：本病亦以男性多见，常非对称性地侵犯远端指趾关节，且患者血尿酸含量升高，故需与痛风鉴别。其要点为：多数患者关节病变发生于银屑病之后；病变多侵犯指趾关节远端，半数以上患者伴有指甲增厚凹陷，呈嵴形隆起；X线可见严重的关节破坏，关节间隙增宽、指（趾）末节骨端骨质吸收缩短呈刀削状；关节症状随皮损好转而减轻或随皮损

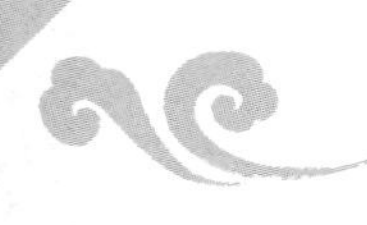

恶化而加重。

③结核变态反应性关节炎：由结核杆菌感染引起变态反应所致。常先累及小关节，逐渐波及大关节，且有多发性、游走性特征；患者体内有活动性结核病灶；可有急性关节炎病史；也可仅表现为慢性关节痛，但从无关节强直畸形；关节周围皮肤常有结节红斑；X线摄片显示骨质疏松，无骨皮质缺损性改变；滑液可见较多单核细胞，但无尿酸盐结晶；结核菌素试验强阳性，抗结核治疗有效。

你看这些病的症状都和你的症状相似，很容易做出错误诊断，所以必须要根据你的症状、体征、检查结果，还有你的发病诱因等综合起来进行诊断和鉴别诊断。

6. 痛风发病类型有哪些?

张先生：身边好多朋友都有痛风，他们说痛风分好几种，是这样吗？有啥区别？

英萍医生：你说的是对的，痛风的确分为原发性痛风和继发性痛风两大类，根据你的病情，我考虑你属于原发性痛风那一类的。下面给你讲一下什么是原发性痛风，什么是继发性痛风。

（1）原发性痛风：通常由遗传因素和环境因素共同致病，大多数患者为尿酸排泄障碍，少数患者为尿酸生成增多。原发性痛风具有一定的家庭易感性，除极少数是先天性嘌呤代谢酶缺陷外，绝大多数患者病因不明确，通常与肥胖、糖脂代谢紊乱、高血压、动脉硬化和冠心病等聚集发生。根据你的情况，建议你适当减轻体重，这样有助于你痛风的治疗效果。

（2）继发性痛风：主要由于其他疾病，如肾脏疾病所导致尿酸排泄减少，骨髓增生性疾病及放疗致尿酸生成增多，某些药物抑制尿酸排泄等多种原因所致。继发性痛风有以下临床特点。

①具有原发疾病的临床特征：任何继发性高尿酸血症均可引起继发性痛风。能引起继发性高尿酸血症的主要疾病包括核酸代谢亢进和肾排泄尿酸盐降低两类。其中，以慢性骨髓增生症和各种疾病所致的肾功能不全为多见。无疑，这些患者一般均具有原发疾病的临床特征。但是，有少数痛风症状可以出现在原发疾病症状之前，如慢性骨髓增生症所引起的继发痛风症状即可出现于其原发疾病症状之前数月甚至数年。

②血清尿酸盐明显增高：继发性较原发性痛风血清尿酸盐含量升高显著，有高达 4759μmol/L（80mg/dl）者。＞594μmol/L 者继发性痛风占 75%，而原发性仅占 31%。与血清尿酸盐升高同时，24h 尿酸排泄量亦明显增加。但若患者肾脏排泄功能降低，则 24h 尿酸排泄量，可以不增加。

③痛风症状不典型：由于原发病疾病症状较重，病程较短，痛风性关节炎症状较轻且不典型，很少形成痛风结节，以致原发疾病症状往往掩盖痛风症状，加之有些原发疾病，迅速进入垂危阶段，也使继发性痛风易被忽略。

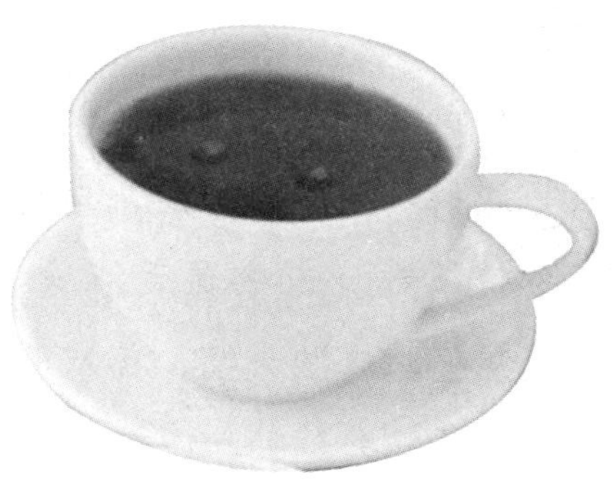

④多有肾脏受累：由原发疾病引起肾脏病变，诱发肾功能不全自不待言，即使因核酸

代谢增加引起的继发性痛风，也可因血尿酸明显升高和尿酸大量排泄，而引起少尿型或多尿型急性肾衰竭和形成尿路结石。

因为你没有这些继发性痛风的疾病史、用药史，所以我考虑你是原发性痛风。

7. 痛风的临床表现有哪些?

张先生：痛风都是什么症状？

英萍医生：痛风通常可分为无症状期、急性期、间歇期和慢性期。其临床表现具有许多特征，熟悉这些特征，即能对大多数患者进行临床诊断。痛风在首次关节炎发作后，经过数周甚至更久的无症状间歇期，出现第二次发作。其后，多数患者急性发作逐渐频繁。若不及时治疗，势必出现关节和肾脏等组织和器官的慢性病变。

（1）关节病变。

①急性痛风性关节炎：多起病急骤，首次发作常始于凌晨，通常只累及外周个别关节，约 50% 病例第 1 跖趾关节为首发关节。在整个病程中，约 90% 以上患者均有第 1 跖趾关节受累。关节局部疼痛、皮色潮红，甚至发亮，有时可见静脉扩张和瘀斑，活动受限。局部症状迅速加重，数小时内可达高峰，以至患者辗转反侧，难以忍受。常常伴有全身不适，甚至恶寒战栗，体温升高。高热者可达 39℃以上，伴心动过速，肝大，明显多尿等症状。初次发作后，轻者在数小时或 1 ～ 2 d 内自行缓解，重者持续数日或数周后消退。炎症消退后，局部皮肤呈暗红、偏微紫色，皮肤皱缩，伴有脱屑和轻度瘙痒，以后逐渐恢复。

除跖趾关节外，四肢关节均可受累，但大多数为下肢关节，越是肢体远端关节受损，其症状也越典型。关节受累的分布及其组成比，作者综合国内报道879例依次为第1跖趾（58.7%），跖趾（11.7%），掌指、指间（8.9%）、踝（8.7%）、膝（3.9%）、腕（2.8%），其他关节少见。约85%急性发作有下列诱因存在：大量饮酒或进食富含嘌呤的食物；劳累过度或关节劳损；情绪激动或精神刺激；受冷受潮；手术或创伤；药物诱发如应用利尿药；癌肿化疗或放射治疗等。

②慢性痛风性关节炎：随着急性发作次数的增多和病程的演进，尿酸盐在关节内外和其他组织中的沉积逐步加重，受累关节逐渐增多，关节炎症也逐渐演变成为慢性，以致形成关节畸形。从最初发病至慢性关节炎形成平均为10年左右。也有少数病例，没有急性发作，呈潜行慢性病变。

由于尿酸盐在关节及其周围组织中沉积引起慢性炎症反应，受累关节呈非对称性不规则肿胀和进行性强直、僵硬，以致受累关节持续性疼痛，广泛破坏并有较大皮下结节形成，终致病变关节畸形而丧失功能。

虽然，慢性痛风性关节炎可侵犯各部关节，并使许多关节同时受累，但很少侵及脊柱关节和肋软骨，即使侵犯症状也轻微，有时表现为胸痛、腰背痛、肋间神经痛等。

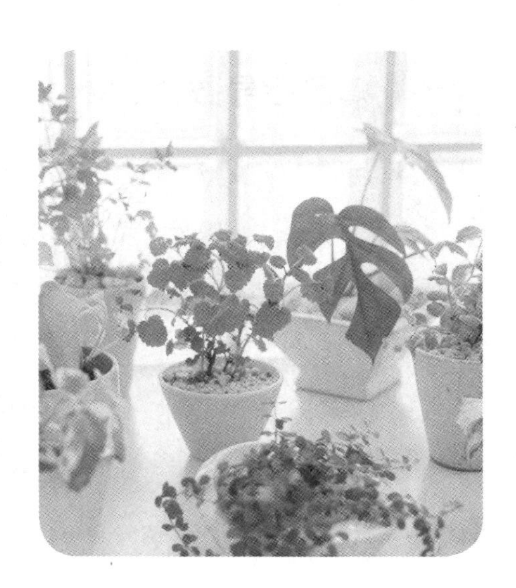

（2）痛风结节：痛风结节又称痛风石，是尿酸钠沉积于组织所致。由于尿酸盐不易

透过血-脑屏障，故除中枢神经系统外，几乎在所有组织中均可形成痛风结节，但以关节软骨及关节周围组织多见。

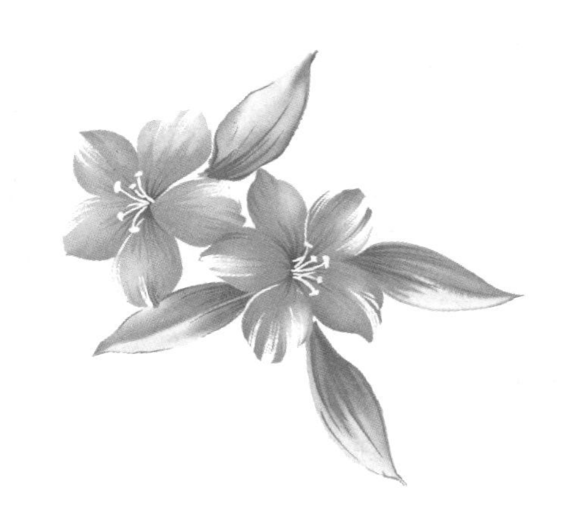

通常，自发病10年左右，出现体表痛风结节。痛风结节的发生率与血清尿酸盐含量有密切关系。影响痛风结节发生率的原因有血清尿酸含量的高低，病程长短，治疗效果。

体表痛风结节的好发部位是外耳，尤其以耳轮和对耳轮多见；其次为尺骨鹰嘴、膝关节囊和肌腱；少数见于指、掌、脚、眼睑、鼻软骨、角膜或巩膜。

痛风结节的特征：突出皮表呈淡黄色或白色圆形或椭圆形结节；数目一至十余个；大者如鸡蛋小者只有米粒大小；质地硬韧或较柔软；随体积增大，表皮变薄或损伤而破溃，可流出白色尿酸盐结晶。

8. 痛风会导致肾脏损害吗?

张先生：痛风会导致肾脏损害吗？

英萍医生：肾脏损害是痛风的第二个常见临床表现，20%～40%痛风患者伴有肾脏病变。痛风的肾脏损害与痛风关节炎的严重程度无关，轻度关节炎可有肾脏病变，而严重关节炎患者亦可无肾脏异常。常见的肾脏损害有以下几种。

（1）尿酸盐肾病：单价尿酸钠在肾髓质内沉积引起间质性肾炎，致肾小球损伤最终引起肾硬化。最初表现为夜尿增多，尿比重降低，有轻至中度蛋白尿，开始为间歇性，以后发展为持续性蛋白尿。此外，可见镜检血尿及白细胞增多。病程迁延、缓慢进展，若不予以治疗，则在 10 ～ 20 年后出现氮质血症。如果伴有高血压、肾盂肾炎、糖尿病等，则较早进入尿毒症期。部分患者以肾小球病变为主，病程进展相对迅速，可较早发生肾衰竭。

（2）急性尿酸性肾病：严重的高尿酸血症患者，短期内有大量尿酸沉积于集合管，造成管腔阻塞、尿闭，引起急性肾衰竭。发生急性肾衰竭前，血尿酸明显升高，最高可达 4760μmol/L（80mg/dl），尿中可见泥沙样或结石状尿石排出，尿沉渣检查有大量尿酸结晶，尿 pH 明显降低，尿尿酸与肌酐的比值＞ 1.0。

（3）尿酸性尿路结石：在正常人群中，尿酸性尿路结石的发生率为 0.01%，原发性痛风患者为 20% ～ 25%，继发性痛风患者则高达 35% ～ 40%。出现结石的平均年龄为 44 岁左右，40% 患者尿路结石先于痛风性关节炎出于出现，其中超过 10 年以上者达 14%。结石成分 84% 是纯尿酸而不是尿酸钠盐，4% 为尿酸与草酸钙混合结石。纯尿酸结石通常较小，呈圆形，质软，易碎，呈黄红或棕色，光滑而无光泽。X 线片不显影，若＞ 2.0cm 质地不纯，是可见不透光的淡阴影。造影摄片较易发现。部分尿酸结石以肾绞痛、镜检血尿为主要表现，部分患者主诉有浑浊结晶尿或有砂石尿排出。

出现如下情况的患者，需要认真排除结石可能：①长期尿路感染时好时坏的患者；②尿中长期出现少量蛋白尿（+ ～ ++）和少量红、白细胞，按肾炎治疗久治不愈者；③以肾衰竭就医而无急性肾炎、急性肾盂肾炎病史者；④长期酸性尿；⑤家族

有尿路结石病史。结石可在痛风的任何阶段形成，患者多数无痛风症状，故凡遇尿路结石者，需要小心排除痛风及高尿酸血症。

9. 痛风还会导致其他脏器损害吗?

张先生：痛风还会导致其他脏器损害吗？

英萍医生：痛风还有可能导致心脏病变。尿酸盐可在心脏内膜、外膜、瓣膜、心肌、心肌间质和传导系统中沉积，甚至形成结石，引起心肌损害，冠状动脉供血不足、心律失常和心功能不全。对此，有人称之“痛风性”心脏病。文献中，有在二尖瓣或心脏传导系统发现尿酸盐结石，甚至引起完全性房室传导阻滞的报道。但痛风患者的心脏表现直接为尿酸盐引起者尚属少见，大部分是由于合并冠心病所致。

10. 都有哪些关节容易受到累及?

张先生：哪些地方会出现痛风症状？

英萍医生：一般是单侧第1跖趾关节最常见，接下来是趾、踝、膝、腕、指、肘关节等关节。你就是属于最常见的那个关节受损。

11. 痛风在什么时间发病?

张先生：一般痛风发生在什么时候？

英萍医生：痛风多在半夜的时候突然出现关节剧烈疼痛或者清晨突然发生。

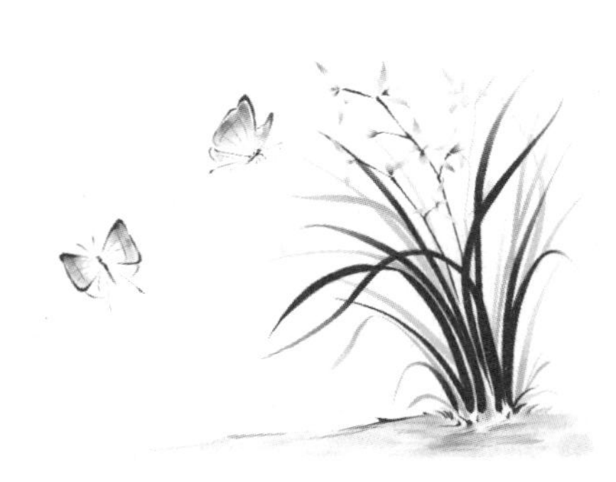

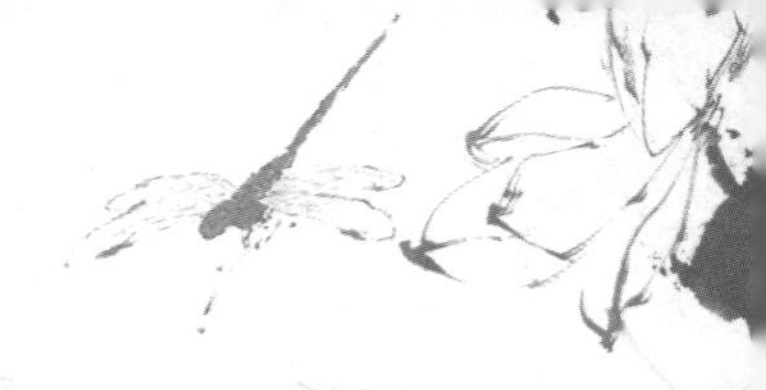

12. 关节疼痛都有什么特点?

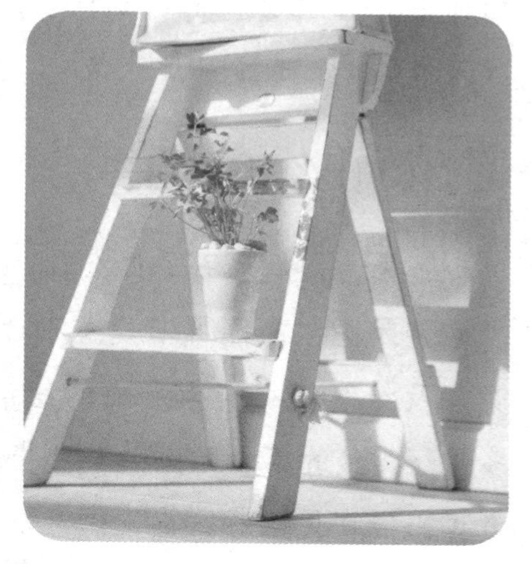

张先生：我的大脚趾像刀割一样疼痛，其他人也和我一样吗？

英萍医生：痛风病使关节剧烈疼痛，有的像刀割一样，有的呈撕裂样疼痛或咬噬样，难以忍受，非常痛苦，并不是所有人的疼痛症状都一样。

13. 病变关节外观有什么特点?

张先生：痛风的关节长什么样？

英萍医生：一般受累的关节表现为红、肿、热、痛，关节局部皮肤脱屑和瘙痒。

14. 痛风会导致关节畸形吗?

张先生：痛风会导致关节变形吗？

英萍医生：如果痛风反复发作，长期尿酸很高，就会导致关节慢性疼痛，形成痛风石，进而导致关节畸形。

15. 痛风会影响关节功能吗?

张先生：痛风会影响关节活动吗？

英萍医生：当然会影响关节活动，痛风石在关节内大量聚集，严重者可造成骨质破坏，关节周围组织纤维化、继发退行性改变等，进而导致关节畸形，进而影响功能活动，可出现晨僵，屈曲挛缩。所以如果不积极治疗，继续这样大吃大喝必然会造成关节畸形、关节功能丧失。

16. 什么叫痛风石？

张先生：痛风石是什么？

英萍医生：痛风石是尿酸钠结晶沉积于软组织，引起慢性炎症及纤维组织增生形成的结节肿。痛风石最常见于耳轮，亦多见于跗趾的第1跖趾关节及指、腕、肘、膝关节等处，少数患者可出现在鼻软骨、舌、声带、眼睑、主动脉、心瓣膜和心肌。在关节附近的骨骼中侵入骨质，形成骨骼畸形，或使骨质遭受损毁。这种痛风结节也可在关节附近的滑囊膜、腱鞘与软骨内发现。痛风石大小不一，小的如芝麻，大的如鸡蛋。

17. 痛风有哪些并发症？

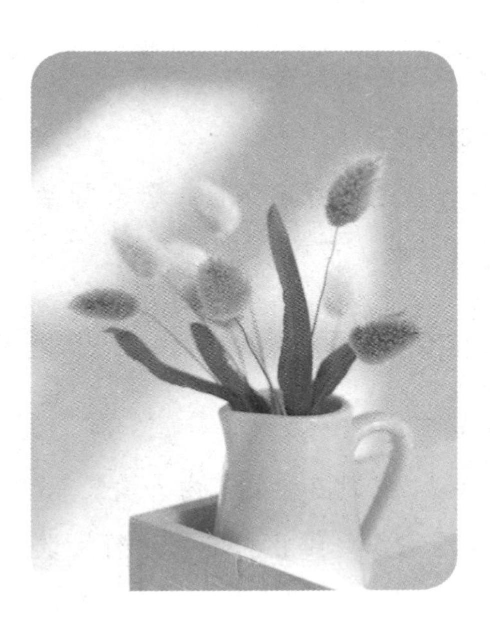

张先生：痛风会伴有其他疾病吗？

英萍医生：痛风的患者一般还会伴有肥胖、2型糖尿病、高脂血症、高血压、动脉硬化和冠心病等。虽然你目前没有这些伴随疾病，但是必须要积极治疗，防止疾病的发生。

（1）高脂血症：痛风患者中有75%～84%合并高三

酰甘油血症。三酰甘油升高程度与血清尿酸含量升高呈正相关。

（2）肥胖：痛风患者平均超重 18% ～ 30%，新近研究发现，血清尿酸盐含量随着人体体表面积的增加而升高。痛风与肥胖并存与摄食超量有一定联系，普查资料证实，高尿酸血症与肥胖亦呈正相关。

（3）高血压病：痛风患者有 40% ～ 50% 合并高血压病，更多患者则伴有波动性高血压。通常多在急性痛风性关节炎发作后血压开始升高，年龄常在 40 岁以后。高血压患者中高尿酸血症发病率显著高于一般人群，在未治疗的高血压患者中约占 58%。

（4）糖尿病：痛风合并显性糖尿病占 3% ～ 35%，糖耐量降低占 21% ～ 73%。反之，在糖尿病患者中有 1% ～ 9% 患有痛风性关节炎，2% ～ 50% 患者有高尿酸血症。Engelhardt 认为，肥胖可诱发高尿酸血症和高血糖，故将肥胖、痛风、糖尿病定为三联症。然而，流行病学调查结果显示，血糖浓度与血清尿酸盐浓度并不相关。

18. 中医对痛风是怎么认识的?

张先生：中医是怎么解释我的这个病的？

英萍医生：中医所说的痛风是指以趾、跖趾关节、足背、足跟、踝、指、腕等小关节红肿剧痛，反复发作，关节畸形，形成痛风石为主要表现的疾病。中医亦称痛痹、历节、白虎历节、风痹、白虎风。

（1）病因病机。

《格致余论·痛风论》：“彼痛风者，大率因血受热，已自沸腾，

其后或涉冷水，或立湿地，或扇取凉，或卧当风，寒凉外搏，热血得寒，汗浊凝涩，所以作痛，夜则痛甚，行于阴也。”

《医学准绳六要》：“痛风，即《内经》痛痹……古云三气合而为痹。今人多内伤，气血亏损，湿痰阴火，流滞经络，或在四肢，或客腰背，痛不可当，一名白虎历节风是也。”

《张氏医通·痛风》：“痛风一证，《黄帝内经·灵枢》谓之贼风，《黄帝内经·素问》谓之痹，《金匮要略方论》名曰历节，后世更名白虎历节。多因风寒湿气，乘虚袭于经络，气血凝滞所致。”

（2）辨证分型。

①湿热蕴结证：指湿热互结，侵犯关节，以下肢小关节猝然红肿热痛、拒按，触之局部灼热，得凉则舒，伴发热口渴，心烦不安，尿黄，舌红，苔黄腻，脉滑数等为常见症的痛风证候。

②瘀热阻滞证：指血瘀热结，阻滞关节，以关节红肿刺痛，局部肿胀变形，屈伸不利，肌肤色紫暗，按之稍硬，病灶周围或有块瘰硬结，肌肤干燥，皮色黧暗，舌紫暗或有瘀斑，苔薄黄，脉细涩或沉弦等为常见症的痛风证候。

③痰浊阻滞证：指痰浊内停，阻滞关节，以关节肿胀，甚则关节周围漫肿，局部酸麻疼痛，或块瘰硬结不红，伴目眩，面浮足肿，胸脘痞闷，舌胖质暗，苔白腻，脉缓或弦滑等为常见症的痛风证候。

④肝肾阴虚证：指肝肾阴虚，虚热内扰，以病久屡发，关节痛如被杖，局部关节变形，昼轻夜重，肌肤麻木不仁，步履艰难，筋脉拘急，屈伸不利，头晕耳鸣，颧红口干，舌红，少苔，脉弦细或细数等为常见症的痛风证候。

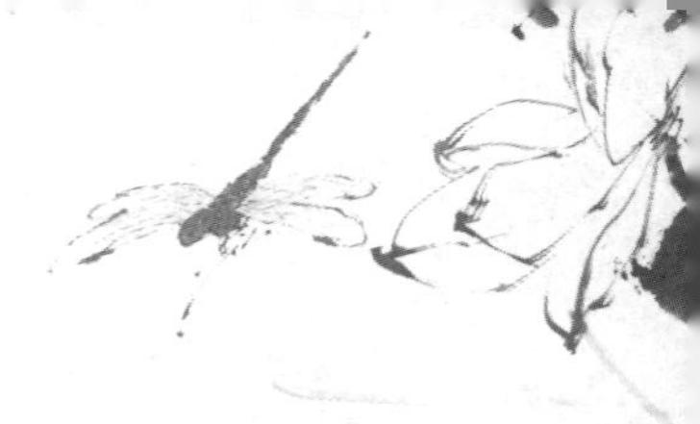

（3）症状及治疗。

《医略六书·痛风》："轻则骨节疼痛，走注四肢，难以转侧，肢节或红或肿；甚则遍体瘰块，或肿如匏，或痛如掣，昼静夜剧……主以四物汤加秦艽、威灵仙，在上加桂枝、羌活；在下加牛膝、防己；湿痰加南星、半夏；血瘀加桃仁、红花；湿热加苍术、黄柏；气虚加人参、黄芪；血虚加阿胶、黄明胶；阴虚加生地、龟甲；阳虚加虎骨、鹿茸。"

因于寒者，亦可用乌头汤、仓公当归汤等方；化热者，可用桂枝芍药知母汤或《备急千金要方》犀角汤等方。

又因疼痛走注不定，亦有以为即风痹。《景岳全书·杂证谟》："风痹一证，即今人所谓痛风也。"

看病攻略

什么情况下，我需要在当地医院治疗，什么情况下有必要前往大型三甲医院就诊？

现在随着国民经济水平的不断提高，很多人都过上了充裕的生活，大家的消费观念也与以往有了不小的变化。在满足基本生活物质条件基础上，人们也更愿意向更高的目标去努力，这一点，在当下的就医理念上亦是如此。众所周知，目前，全国医院按照等级划分三级，每级再划分为甲、乙、丙三等，其中三级医院增设特等，因此医院共分三级十等。级别越高，自然意味着医疗水平越突出。那么，我们作为普通患者，是否有必要全部扎堆去那些三甲医院呢。答案显然是否定的。得益于基层医师进修机制及医学理论知识的快捷共享，再加上重视人才引进，现在地

方综合性医院的医疗水平已取得长足的进步，完全有能力为大众健康保驾护航。因此，我们提倡对于普通患者，先去地方综合医院就诊，如果你满足了以下几点，则建议前往上级医院进一步诊治：①地方医院难以确诊的疑难病例；②患者病情复杂，地方医院条件有限，难以提供进一步救治；③某些其他原因，你的经治医师建议你前往上级医院。

去医院就诊应该挂什么科呢？

痛风是一种单钠尿酸盐沉积所致的晶体相关性关节病，与嘌呤代谢紊乱和（或）尿酸排泄减少所致的高尿酸血症直接相关，属代谢性风湿病范畴。痛风可并发肾脏病变，严重者可出现关节破坏、肾功能损害，常伴发高脂血症、高血压病、糖尿病、动脉硬化及冠心病等。

因此，挂号一般都是首选风湿免疫科，风湿免疫科的医生往往最善于提供本病的诊断意见，以及整体治疗方案的确定。患者后期随访，往往也可以选择风湿免疫科。但由于本病可以累及多个系统、器官，形成痛风石甚至需要手术治疗，为了得到系统治疗，还需要其他内科及外科共同协作。那么，对于没有任何医学常识的人该如何选对就诊科室呢？笔者建议，如果你自己并不清楚自己得了什么病，那么初次就诊，最简单有效的办法就是可以去咨询医院的导诊，他们会给你提供一个相对规范的就医指导。

如果，当你已经明确诊断为痛风，建议你首先前往风湿免疫科就诊，当痛风影响到其他器官，出现相关症状时，建议你在风湿免疫科医生的指导下前往其他相关科室进行检查和治疗，无论你前往哪个科室，你都需要与医生建立充分的信任与良好的沟通，毕竟，你与医生面对一个共同的敌人——痛风。

第二讲 为什么会得痛风病

1. 痛风有哪些诱因?

张先生：哪些因素会导致痛风发作？

英萍医生：受寒、劳累、酗酒、食物过敏、进食富含嘌呤食物、感染、创伤和手术等都是痛风的诱因。就你而言，主要是饮食，劳累等引起。

2. 痛风发病的原因是什么?

张先生：痛风发生的原因是什么？

英萍医生：血尿酸高是痛风发生的关键原因。血液中尿酸长期增高，尿酸以尿酸盐的形式沉积在关节、皮下组织及肾脏等部位，引起关节炎、皮下痛风结石或痛风性肾病等一系列临床表现。

3. 尿酸的来源有哪些?

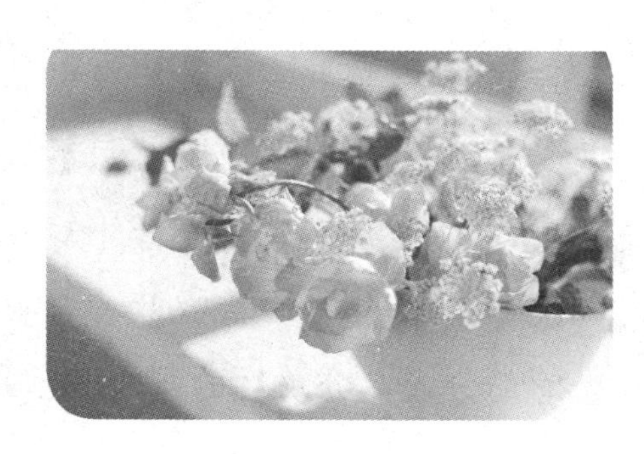

张先生：尿酸是从哪来的？

英萍医生：尿酸是嘌呤代谢的最终产物，人体内嘌呤有如下两个来源。

（1）外源性：来源于食物，占体内尿酸来源的20%，由于食物中摄入的嘌呤在体内几乎都转变成尿酸，因此高嘌呤饮食可使血尿酸浓度增高；反之低嘌呤饮食可使血尿酸浓度降低，但痛风患者采用低嘌呤饮食或无嘌呤饮食，虽然可降低血尿酸但不能完全纠正高尿酸血症，因此高嘌呤饮食不是原发病因，而是痛风诱发和加重的原因。

（2）内源性：占体内尿酸来源的80%，是体内尿酸生成增多的首要因素。包括嘌呤生物合成增多和分解加速，可分为原发性尿酸生成增多和继发性尿酸生成增多。原发性尿酸生成增多的主要因素是酶的缺陷。

4. 为什么会形成高尿酸血症?

张先生：为什么我的尿酸会高？

英萍医生：尿酸高医学上称为高尿酸血症。高尿酸血症形成的原因包括以下两个方面。

（1）尿酸排泄减少：正常人体内尿酸为1200mg，转换率60%，即每天产生并排出750mg，达到动态平衡。其中一部分由大肠细菌分解，另一部分由肾脏排泄。原发性痛风尿酸清除过少约占患者的90%，继发性痛风所占比例要少一些。生理学及药理学的研究发现肾脏尿酸盐转运的经典模式为：肾小球的滤过，肾小管的重吸收，肾小管的分泌，分泌后的重吸收。

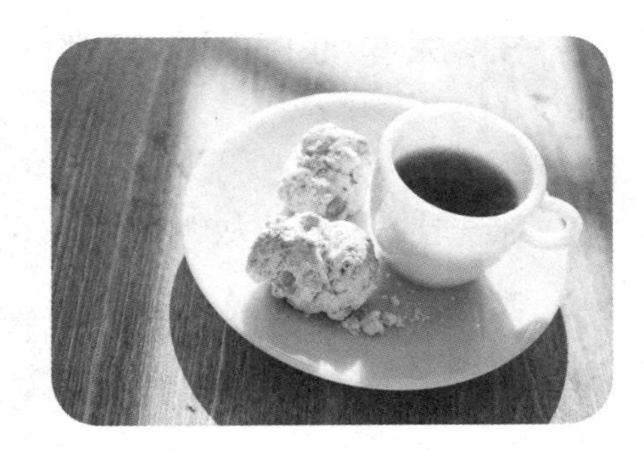

凡是影响上述4个过程的因素，都会影响肾脏对尿酸的排出量，肾小球滤过的尿酸98%以上被近端肾小管重吸收然后再分泌，故肾小管是影响尿酸排泄量最重要因素。①肾小球：肾小球的滤过减少导致高尿酸血症主要见于慢性肾脏疾病引起肾衰竭，还有肾排尿酸阈值增高，原因未明。②肾小管：肾小管尿酸排泄减少与一些尿酸盐转运蛋白有关，其参与近曲肾小管对尿酸盐的主动分泌和重吸收，其异常与基因变异有关。80%～90%的高尿酸血症具有尿酸排泄障碍，且以肾小管分泌减少最为重要。

（2）尿酸生成增多：主要由酶的缺陷所致，酶缺陷的部位：①磷酸核糖焦磷酸合成酶活性增高。②磷酸核糖焦磷酸酰胺转换酶的浓度或活性增高。③次黄嘌呤-鸟嘌呤磷酸核糖转移酶部分缺乏，使鸟嘌呤转变为鸟嘌呤核苷酸及次黄嘌呤转变为次黄嘌呤核苷酸减少，以致对嘌呤代谢的负反馈作用减弱。④黄嘌呤氧化酶活性增加，以上这些酶的缺陷均可导致尿酸生成增多。上述酶缺陷的前3项已证实可引起临床痛风。继发性尿酸生成增多，包括酶的缺陷、细胞转换增加和嘌呤核苷酸分解加速：①细胞转换增加常由血液病、恶性肿瘤、银屑病等疾病导致体内核酸合成和分解增强，血尿酸水平增高。②嘌呤核苷酸分解加速：细胞毒性药物短时间内大量破坏细胞导致细胞核裂解，核酸分解加速，尿酸生成增多。③酶的缺陷主要为次黄嘌呤-鸟嘌呤磷酸核糖转移酶完全缺乏和葡萄糖-6-磷酸酶缺乏，分别由Lesch-X-伴性Nyhan综合征和糖原贮积症Ⅰ型所致。

我讲的这些机制你可能不理解，你只需要记住，尿酸排泄减少和尿酸生产增多会引起高尿酸血症就行。

5. 痛风关节疼痛的原因是什么？

张先生：我为什么会关节疼痛？

英萍医生：痛风患者由于尿酸在人体血液中浓度过高，在关节等软组织内形成针状结晶，就是尿酸盐沉积，导致身体免疫组织过度应答而造成痛苦的炎症。尿酸盐结晶通过刺激炎性介质的合成和释放来诱发和维持强烈的炎性反应，以多形核白细胞募集急性炎症为重要特征。尿酸盐结晶通过以下两种机制发挥作用。①传统途径：尿酸盐结晶作为调理素和吞噬颗粒诱发吞噬细胞的一系列吞噬反应，如溶酶体溶解、呼吸爆发和炎性介质释放。②特异途径：尿酸盐结晶通过膜插入和膜糖化蛋白交联与脂质膜和蛋白质直接作用，激活 G 蛋白、磷脂酶 C 和 D 等信号通路，进而诱导单核细胞白细胞介素 -8（IL-8）的表达，IL-8 在中性粒白细胞募集中发挥重要作用。随着分子生物学的发展，痛风动物实验模型中发现单核细胞和肥大细胞参与了炎症早期阶段，肥大细胞在 C5a、C3a、IL-1 作用下释放炎性介质组胺，增加血管通透性，分化程度低的单核细胞 - 巨噬细胞吞噬尿酸盐结晶后合成肿瘤坏死因子和激活内皮细胞，单核细胞在促进痛风急性发作中发挥重要作用。血管内皮细胞受到炎性细胞因子、肿瘤坏死因子、IL-1 及趋化因子 IL-8 等刺激后，其表面表达 E- 选择素，E-选择素是属于选择素家族的一种细胞黏附分子，血管内皮细胞可通过这些黏附因子与中性粒细胞黏附并进入组织中，而后中性粒细胞侵入，向炎症部

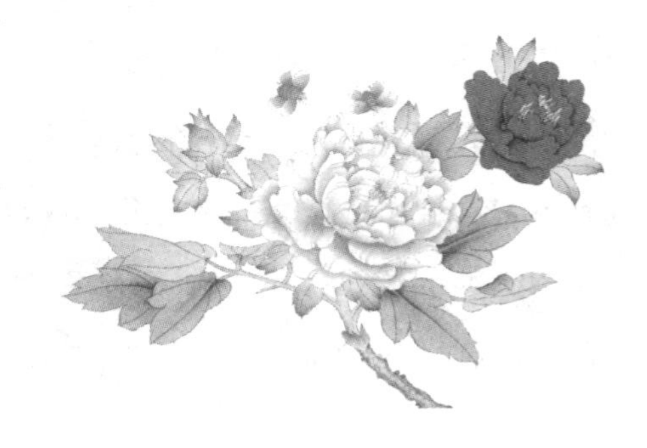

位游走，导致发病。秋水仙碱就是通过改变内皮细胞整合素数目和分配，以及改变中性粒细胞对IL-1或肿瘤坏死因子的反应起到抗炎作用。

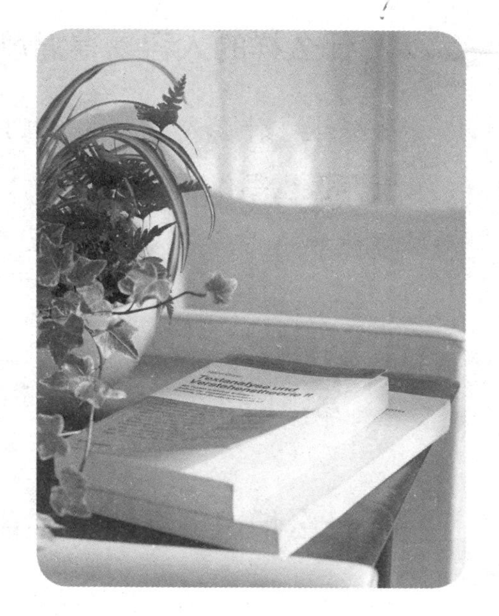

6. 为什么会关节变形？

张先生：关节为什么会变形？

英萍医生：尿酸盐沉积于关节引起局部的炎性刺激，形成大小不一的黄白色赘生物，即所谓的痛风石，当这些痛风石大量沉积，就可导致关节变形。

7. 疼痛的关节都发生了什么变化？

张先生：我的脚趾关节发生了什么变化？

英萍医生：痛风关节内大量沉积痛风石可造成关节骨质的破坏、周围组织纤维化、继发退行性改变等，然后出现疼痛、畸形、关节功能障碍。

8. 是什么破坏了关节？

张先生：是什么破坏了关节？

英萍医生：痛风石是造成关节肿痛、压痛、畸形和功能障碍的主要原因。痛风石是尿酸盐结晶沉积于软组织，引起慢性炎症及纤维组织增生形成的结节肿。

9. 什么样的人容易得痛风病?

张先生：什么人容易得这种病？

英萍医生：有家族遗传病的、肥胖、糖脂代谢紊乱、高血压、动脉硬化和冠心病等人群容易发病。

第三讲　要做哪些检查才能确诊

1. 什么情况下怀疑患有痛风?

张先生：没做检查，你为什么怀疑我得了痛风？

英萍医生：根据诱因、家族史、泌尿道结石及典型的关节炎表现等，都应考虑痛风。

2. 我都要做哪些采血检查?

张先生：我需要采血检查吗？

英萍医生：需要进行血常规、血沉、血尿酸检查。

（1）血常规和血沉检查：急性发作期，外周血白细胞计数升高，通常为（10～20）$\times 10^9$/L，很少超过 20$\times 10^9$/L。中性白细胞相应升高。肾功能下降者，可有轻、中度贫血。血沉增快，通常小于 60mm/h。

（2）血尿酸检查：急性发作期绝大多数患者血清尿酸含量升高。一般认为采用尿酸酶法测定，男性＞ 416μmol/L（7mg/dl），女性＞ 357μmol/L（6mg/dl），具有诊断价值。若已用排尿酸药或肾上腺皮质激素，则血清尿酸含量可以不高。缓解期间可以正常。有 2% ～ 3% 患者呈典型痛风发作而血清尿酸含量小于上述水平。有三种解释：①中心体温和外周关节温度梯度差较大；②机体处于应激状态，分泌较多肾上腺皮质激素，促进血清尿酸排泄，而远端关节内尿酸钠含量仍相对较高；③已用排尿酸药或皮质激素治疗的影响。血尿酸存在较大波动应反复监测。

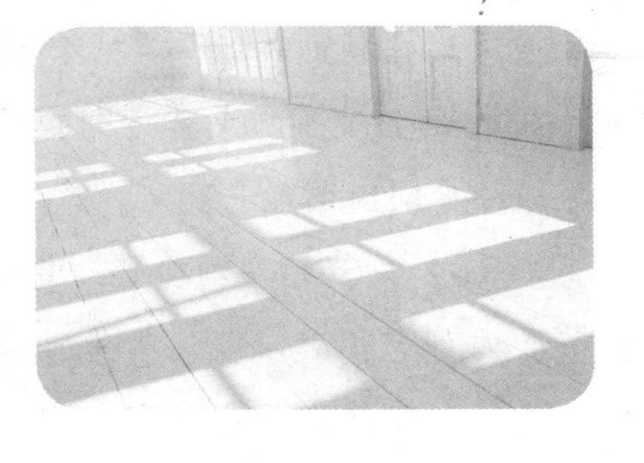

3. 采血检查需要空腹吗?

张先生：采血需要空腹吗？

英萍医生：需要晨起空腹采血，这样可以避免饮食成分和白天生理活动对检验结果的影响，同时每次采血应在固定的时间进行采集，以方便对比。

4. 还需要做哪些检查?

张先生：除了采血还用做别的检查吗？

英萍医生：还可进行以下检查。

（1）尿常规检查：病程早期一般无改变，累及肾脏者，可有蛋白尿、血尿、脓尿，偶见管型尿；并发肾结石者，可见明显血尿，亦可见酸性尿石排出。

（2）血尿酸测定：在无嘌呤饮食及未服影响尿酸排泄药物的情况下，正常男性成人 24h 尿尿酸总量不超过 3.54mmol（600mg）。90% 原发性痛风患者尿尿酸排出量＜ 3.54mmol/24h。

故尿尿酸排泄正常，不能排除痛风，而尿尿酸＞750mg/24h，提示尿酸产生过多，尤其是非肾源性继发性痛风，血尿酸升高，尿尿酸亦同时明显升高。

（3）关节腔穿刺检查：急性痛风性关节炎发作时，肿胀关节腔内可有积液，以注射针抽取滑液检查，具有极其重要的诊断意义。即使在无症状期，亦可在许多关节找到尿酸钠结晶。约95%以上急性痛风性关节炎滑液中可发现尿酸盐结晶。①偏振光显微镜检查：将滑液置于玻片上，在细胞内或细胞外可见双折光细针状尿酸钠结晶的缓慢振动图像。用第一级红色补偿棱镜，尿酸盐结晶方向与镜轴平行时呈黄色，垂直时呈蓝色。②普通显微镜检查：尿酸钠结晶呈杆状针状，检出率仅为偏振光显微镜的一半。若在滑液中加入肝素后，离心沉淀，取沉淀物镜检，可以提高其检出率。③紫外分光光度计测定：采用紫外分光光度计，对滑囊液或疑为痛风结节的内容物进行定性分析来判定尿酸钠，是痛风最有价值的方法。方法是首先测定待测标本的吸收光谱，然后与已知尿酸钠的吸收光谱比较。若两者相同，则测定物质即为已知化合物。④紫脲酸铵试验：对经过普通光学显微镜或偏振光显微镜检查发现有尿酸钠存在的标本，可行本试验以便进一步予以确认，此法简便易行。其原理是尿酸钠加硝酸后加热产生双阿脲，再加入氨溶液即

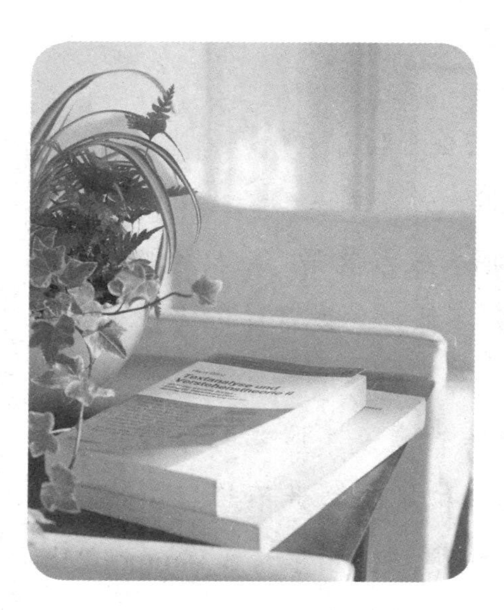

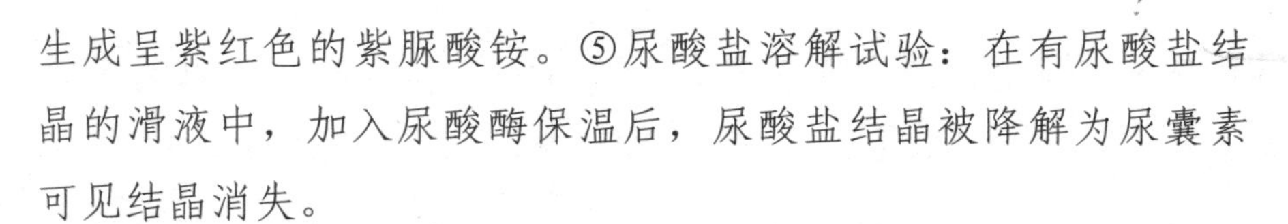

生成呈紫红色的紫脲酸铵。⑤尿酸盐溶解试验：在有尿酸盐结晶的滑液中，加入尿酸酶保温后，尿酸盐结晶被降解为尿囊素可见结晶消失。

（4）痛风结节内容物检查：对痛风结节进行活检或穿刺吸取其内容物，或从皮肤溃疡处采取白垩状黏稠物质涂片，按上述方法检查，查到特异性尿酸盐的阳性率极高。

（5）X线摄片检查：尿酸盐易在小关节内及其附近沉积，引起慢性炎症反应和软骨、骨皮质破坏。这些部位摄片，可见关节面或骨端皮质有透光性缺损阴影，呈穿凿样、虫蚀样、蜂窝状或囊状，病变周边骨质密度正常或增生，界限清晰，有利于与其他关节病变鉴别。X线片可显示晚期尤其是发作15年以上的痛风，但对早期或急性痛风的确诊无帮助。

（6）高分辨率超声：可用于评估软骨、软组织、尿酸盐结晶沉积及滑膜炎症，最近研究显示超声可准确诊断慢性痛风，对痛风的敏感性较X线高，但特异性较低。

（7）磁共振显像（MRI）：具有良好的组织分辨力，近年研究显示MRI能清楚显示痛风早期的软组织肿胀、关节积液、软骨下囊变、较小的痛风结节等，对于痛风的早期诊断意义重大。痛风性关节炎早期仅见关节周围软组织肿胀，肿胀程度轻微，常为非对称性，为关节周围尿酸盐沉积的炎症性改变，而邻近骨质结构完全正常。MRI可显示此期关节邻近软组织肿胀，关节囊内渗出液，T_1WI呈低信号，T_2WI呈高信号。随着病情的进展，沉积的尿酸盐对邻近关节软骨产生压迫和侵蚀，软骨下可出现囊变，T_1WI及T_2WI均呈低信号，边缘清晰。当关节旁软组织进一步肿胀，可形成软组织肿块（痛风结节）。MRI能清

楚显示痛风结节影，边缘模糊，T_1WI 均呈等信号，T_2WI 可呈等信号或略高混杂信号。

（8）CT：可清晰显示痛风石及骨侵蚀，三维 CT 可测定痛风石体积。近年出现的双能 CT（DECT）有助于显示亚临床的痛风石并测量机体尿酸的总负荷。DECT 成像是利用相互垂直的 2 个球管发出的 2 种不同能量射线进行同步螺旋扫描。通过探测器接收后对不同能量下所采集的各种密度物质的衰减信息进行分析的一种新 CT 成像方法。因为 X 线的衰减决定于 X 线的能量，同一组织进行扫描时 X 线衰减不同。因此可利用不同能量的 X 线及组织相对应的 CT 值变化，得出能体现组织化学成分的所谓组织特性图像。DECT 能够通过彩色编码技术显示痛风结石大小、部位及分布，在痛风石患者的评价中有重要的价值。与常规 X 线片相比 DECT 能够显示更细小的痛风石。与 MR 技术相比，DECT 的优势在于能够进行多关节的快速成像，定量测量痛风石的大小，鉴别尿酸盐和非尿酸盐结晶沉积。

总之，实验室检查是确诊痛风和观察病情演变不可缺少的方法，尤其是发现尿酸盐结晶，是提高痛风诊断质量的关键。

5. 这些检查对身体有危害吗?

张先生：这些检查对身体有危害吗？

英萍医生：病理活检后需要避免伤口感染，5～7 d 即可愈合；X 线会有一定辐射，但是一般不会对身体造成危害，做完检查可多饮水，促进辐射代谢。

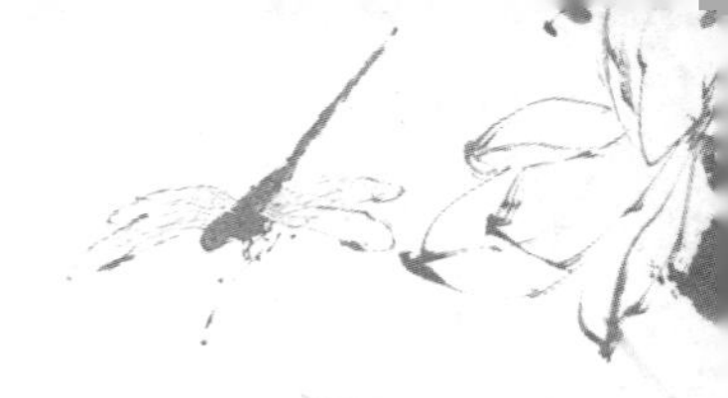

6. 痛风有漏诊与误诊的情况吗?

张先生：痛风经常会诊断错误吗？

英萍医生：痛风的确是一个容易漏诊甚至误诊的疾病。

（1）痛风的漏诊：痛风性关节炎是容易被误诊的疾病，急性发作期经常会被误诊为风湿性关节炎，发作间期易被误诊为类风湿关节炎。而且，外科医生经常把痛风误诊为丹毒、蜂窝织炎、化脓性关节炎、创伤性关节炎等。

对于痛风合并的尿酸性尿路结石的患者，由于结石症可以以痛风为首发症状，故易误诊为单纯尿路结石，而漏诊痛风。痛风结节破溃流出白脓样物，则误诊为骨髓炎或结核性脓肿。

（2）被误诊为痛风的疾病：在痛风多发地区，常将一些有关节表现的其他疾病，误诊为痛风，这些疾病包括：老年人骨质增生症或骨质疏松症引起的关节痛、高尿酸血症合并神经痛或关节痛综合征等。Wolfe 等在 9108 例风湿病门诊初诊患者中，发现有 164 例（1.8%）非痛风患者被误诊为痛风，其中有风湿性关节炎、假性痛风、纤维织炎、银屑病性关节炎等。

诊断攻略

张先生：怎么样才能确诊痛风呢？

英萍医生：男性和绝经后女性血尿酸＞420μmol/L（7.0mg/dl）、绝经前女性＞358μmol/L（6.0mg/dl）可诊断高尿酸血症。

2015 年 10 月，美国风湿病学会（ACR）与欧洲抗风湿病联盟（EULAR）发布了痛风性关节炎的最新诊断标准。

按积分诊断，8 分及以上即可确诊。

（1）临床症状。

①关节受累部位：第 1 跖趾关节、踝关节。

②症状：红肿、不能承受按压、无法行走。

③时间：24h 达疼痛高峰，症状 14d 缓解。

④痛风石：典型部位出现痛风石。

（2）实验室检查：按发病 4 周内未用降尿酸药时的血尿酸值高低进行打分。若关节液中未发现尿酸盐结晶，记—2 分。

（3）影像学检查：有症状关节 B 超出现双轨征，CT 证实尿酸盐沉积。普通 X 线发现手或足至少 1 处尿酸盐相关的侵蚀。

痛风症状评分表

<table>
<tr><td rowspan="2">受累关节</td><td>累及踝关节或足中段的单关节炎或寡关节炎</td><td>1</td></tr>
<tr><td>累及 MTP1 的单关节炎或寡关节炎</td><td>2</td></tr>
<tr><td rowspan="5">发作时关节特点
◆ 患者自诉或医师观察发现受累关节红肿
◆ 受累关节明显触痛或压痛
◆ 受累关节活动受限或行走困难
发作的时间特点
符合以下 3 点中的 2 点，且无论是否进行抗炎治疗
◆ 24h 之内疼痛达峰值
◆ 14d 内疼痛缓解
◆ 两次发作间期疼痛完全缓解</td><td>符合 1 个发作特点</td><td>1</td></tr>
<tr><td>符合 2 个发作特点</td><td>2</td></tr>
<tr><td>符合 3 个发作特点</td><td>3</td></tr>
<tr><td>有 1 次典型发作</td><td>1</td></tr>
<tr><td>反复典型发作</td><td>2</td></tr>
</table>

（续　表）

<table>
<tr><td>痛风石的临床证据
◆ 皮下结节在皮肤变薄破溃后可向外排出粉笔灰样的尿酸盐结晶，常见于耳郭、关节、双肘鹰突滑囊、指腹、肌腱，结节表面皮肤菲薄，常覆有较多血管</td><td>有</td><td>4</td></tr>
<tr><td rowspan="4">血尿酸水平（尿酸酶法）</td><td>< 4mg/dl（< 240μmol/L）</td><td>−4</td></tr>
<tr><td>6 ～ 8mg/dl
（360 ～ 480μmol/L）</td><td>2</td></tr>
<tr><td>8 ～ 10mg/dl
（480 ～ 600μmol/L）</td><td>3</td></tr>
<tr><td>≥ 10mg/dl
（≥ 600μmol//L）</td><td>4</td></tr>
<tr><td>发作关节或者滑囊的滑液的分析（应用受过培训者进行评估）</td><td>尿酸盐阴性</td><td>−2</td></tr>
<tr><td>影像学表现</td><td></td><td></td></tr>
<tr><td>发作关节或滑囊尿酸盐沉积的影像学表现
◆ 超声表现有双边征
◆ 双光能 CT 证实有尿酸盐沉积</td><td>有任意一种表现</td><td>4</td></tr>
<tr><td>痛风关节损害的影像学表现
◆ 普通 X 线显示手和（或）足至少 1 处骨侵蚀</td><td>有</td><td>4</td></tr>
</table>

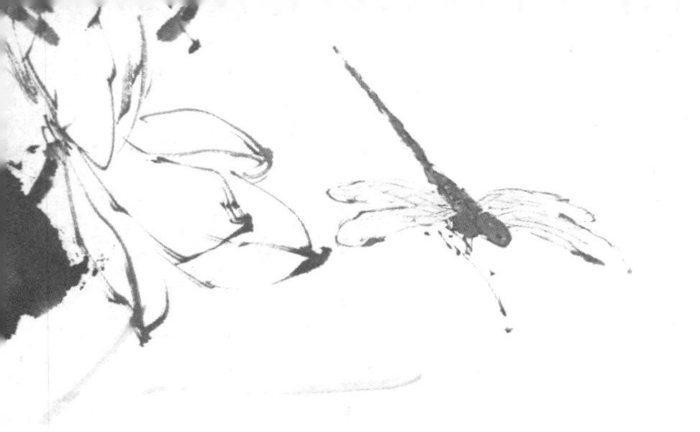

第2章 名医治疗痛风病

中医诊室

张大妈，今年68岁，最近体检检查出痛风性关节炎，第一次痛风发作时，双脚第1足趾和双手示指、中指关节就好像断裂了一样疼痛难忍。张大妈身边有不少亲人、朋友患了痛风病，都被折磨得够呛，有的人治疗之后，疼痛的次数少了，减少了很大痛苦；有的却千方百计地求医问药，治疗效果却总是不理想。张大妈思来想去，十分担心自己的痛风发展、加重，生怕生活受到严重影响，便立刻来到医院进行进一步的咨询，希望得到及时治疗和指导。来到英萍医生的诊室，张大妈求教了有关痛风治疗很多的问题，对中西医治疗痛风的医学知识也有了比较深入的了解，建立了对抗病魔的信心，在积极配合治疗后，也收获了良好的预后，痛风得到了良好的控制。

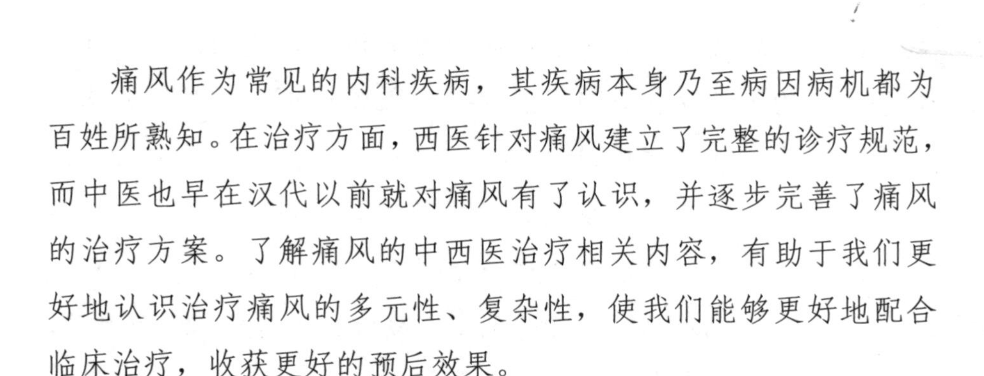

痛风作为常见的内科疾病，其疾病本身乃至病因病机都为百姓所熟知。在治疗方面，西医针对痛风建立了完整的诊疗规范，而中医也早在汉代以前就对痛风有了认识，并逐步完善了痛风的治疗方案。了解痛风的中西医治疗相关内容，有助于我们更好地认识治疗痛风的多元性、复杂性，使我们能够更好地配合临床治疗，收获更好的预后效果。

第一讲　疾病的西医治疗

1. 确诊痛风后需要立即治疗吗?

张大妈：大夫你好！我刚刚确诊得了痛风，需要立即治疗吗？

英萍医生：是的，确诊痛风后应立即接受治疗，这涉及我们对痛风病的认识和重视程度问题，因此需不需要重视痛风病是我最想强调的首要话题。现在大家的生活条件越来越好，生活方式和饮食结构都发生了改变，痛风作为一种“富贵病”，其发生率也与日俱增，并呈现出年轻化趋势。痛风患者在首次发病时，往往在疼痛症状出现后的数天或数周之内自行缓解，这属于痛风的急性

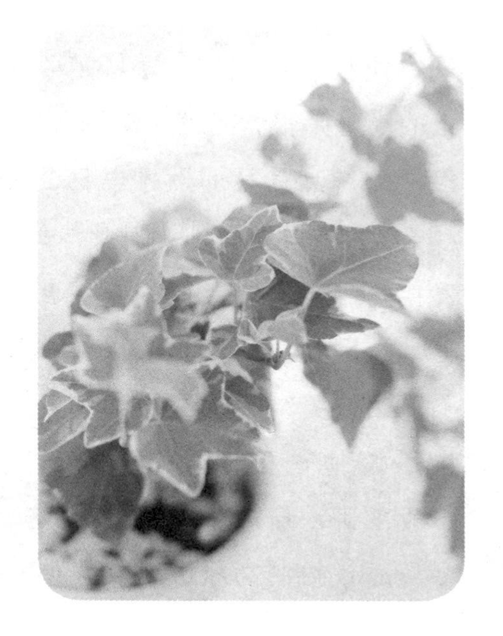

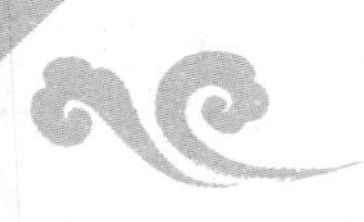

发作。很多患者由于缺乏医学科普教育或个人健康意识薄弱，对于痛风的早期症状没有足够重视。但值得注意的是，在痛风首次发病或急性发病缓解后，这个情况仅仅提示的是关节炎症消除，而并不代表痛风发病处的尿酸结晶消失。所以，在日后的多次痛风症状发病后，尿酸结晶就会在发病关节部位不断沉积，逐渐形成有形的痛风石，进而破坏发病部位的软组织和骨质，最终导致关节的永久性畸形。痛风发作早期如果未能得到及时治疗，还会影响患者其他脏器功能，常累及肾脏，发生发展为尿毒症。所以说，当我们发现痛风症状时，应立即入院，抓住早期治疗时机，控制痛风进展，这才是改善患者预后，保证生活质量的关键。

2. 痛风是无法根治的终身性疾病吗？

张大妈：痛风能根治吗？

英萍医生：与糖尿病一样，痛风属于终身性疾病，目前还没有能根治痛风的方法，从临床上看，痛风病史长达几十年以上的患者是很常见的。痛风虽然是无法根治的代谢异常性疾病，但它的特点是呈间歇性、反复发作的。痛风急性发作的间歇期越长，发作次数越少，对身体的损害就越小。反之，间歇期越短，发作越频繁，对身体的损害就越大。因此，痛风无法根治并不可怕，关键在于我们如何坚持不懈地进行治疗和调养。一般来讲，痛风患者入院后主要是通过控制高尿酸血症，使

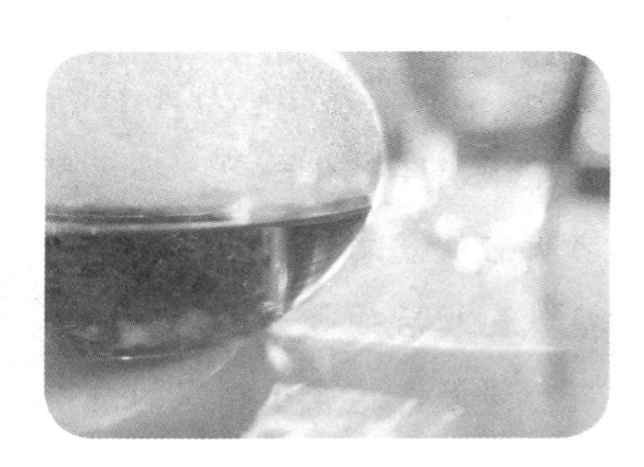

血尿酸保持在正常范围，将痛风症状发作次数减少到最低限度，使患者带病延年，痛风不发作了，对生活也就不会有太多影响，痛风患者也能够享受和正常人一样的优质生活。

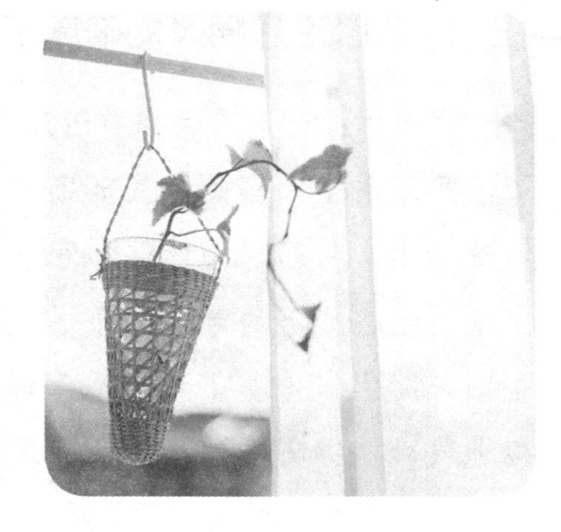

3. 痛风治疗的效果如何?

张大妈：我现在就开始痛风的治疗，最好能达到什么样的效果？

英萍医生：很多患者最关心的问题就是治疗痛风可以达到什么样的效果。治疗效果这个问题其实因人而异，一般来讲从3个方面评估：①迅速有效地缓解和消除急性发作症状；②预防急性关节炎复发；③纠正高尿酸血症，促使组织中沉积的尿酸盐结晶溶解并防止新的晶体形成，从而逆转和治愈痛风。

4. 西医治疗痛风的原则是什么?

张大妈：西医是如何治疗痛风的？

英萍医生：痛风的西医治疗是根据临床分期进行的，参考患者的个体化情况制定个性化的药物治疗方案，遵循个体化治疗原则。痛风的临床分期包括急性发作期、间歇期和慢性期，同时还兼顾痛风的并发症。

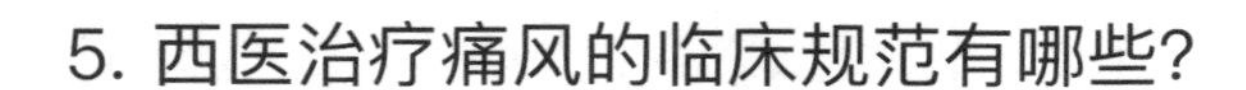

5. 西医治疗痛风的临床规范有哪些？

张大妈：西医看病都有治疗规范？治疗痛风有吗？

英萍医生：当然。截至目前，全球已经发布了十余部痛风诊疗指南，为痛风的诊疗和管理提供了有效的指导。2016年，中华医学会风湿病学会颁布了《2016中国痛风诊疗指南》，新指南与时俱进，基于我国临床证据，更加贴近我国国情，十分接地气，能够更好地指导我国风湿免疫科临床医师制定恰当的痛风诊疗方案，是我国临床医师的施治准则。

6. 痛风的最佳治疗方案是什么？

张大妈：西医有没有痛风的最佳治疗方案？

英萍医生：无论西医看病还是中医看病，每个患者都有个体化差异，病情、并发症不尽相同，所以应对每个患者制定有针对性、有特异性的治疗方案。一般来讲，痛风的最佳治疗方案主要包括药物治疗和非药物治疗两大方面，必要时可选择剔除痛风石，对残毁关节进行矫形等手术治疗，以提高患者的生活质量。

7. 如何进行痛风急性发作期的治疗？

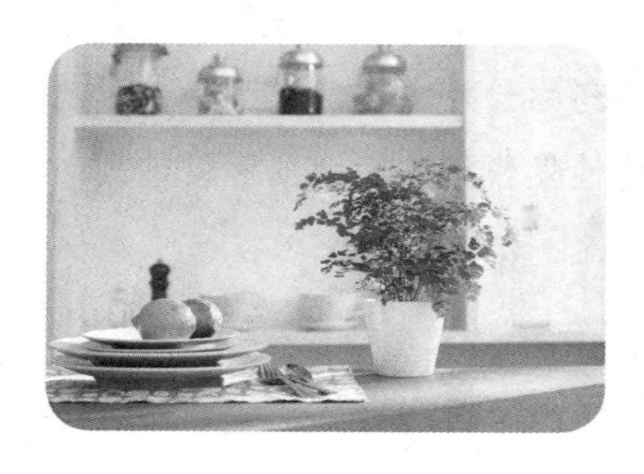

张大妈：我现在疼痛很严重，正处于痛风急性发作期，怎么办？

英萍医生：先给你介绍药物治疗方面吧，在痛风急性发作期时，主要应用的药物有非甾体抗炎药、秋水仙碱和糖皮质激素 3 种。痛风急性发作的时候应该及早（一般应在 24h 内）进行抗炎止痛治疗。痛风急性发作期，及早（24h 以内）有针对性地使用非甾体抗炎药、秋水仙碱和糖皮质激素可有效抗炎镇痛，妥善减轻疼痛症状，提高患者生活质量。

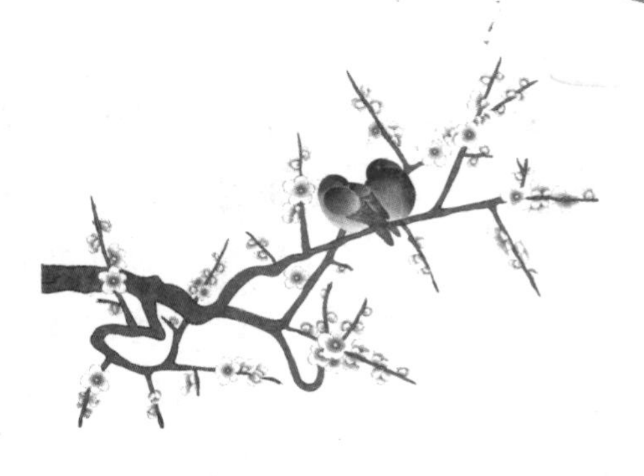

8. 非甾体抗炎药在痛风治疗中有哪些作用和应用?

张大妈：什么是非甾体抗炎药？治疗痛风效果好吗？

英萍医生：说起非甾体抗炎药大多数人并不陌生，所谓“非甾体”指的是化学结构不同于肾上腺皮质激素的甾体骨架。

非甾体抗炎药的小知识点

非甾体抗炎药自阿司匹林于 1899 年首次合成以来，100 多年来已有百余种上千个品牌上市，包括早期的阿司匹林、吲哚美辛、布洛芬、萘普生等，以及近些年来大家熟悉的扶他林、尼美舒利、乐松、美洛昔康，还有胃肠道刺激较小的选择性环加氧酶亚型（COX-2）抑制药塞来昔布、依托考昔等。非甾体抗炎药具有抗炎、抗风湿、解热、镇痛等作用，在临床上广泛用于骨关节炎、类风湿关节炎、强直性脊柱炎、痛风和各种发热、疼痛症状的缓解。

非甾体抗炎药的药理作用主要是通过抑制环加氧酶而减少炎症过程中前列腺素的合成，研究发现前列腺素是参

与和介导炎症反应的重要化学因子，可导致发热、疼痛、血管扩张、通透性升高及白细胞渗出等一系列病理反应。非甾体抗炎药正是通过抑制前列腺素这种炎症介质的合成而发挥抗炎作用，对控制各种类型感染和非感染性炎症具有显著的疗效。

痛风急性发作时，首先考虑缓解临床症状。目前仅有间接证据比较不同非选择性非甾体抗炎药治疗痛风的相对疗效与安全性。选择性环加氧酶 2（COX-2）抑制药是一类新型非甾体抗炎药，能更有针对性地抑制 COX-2，减少胃肠道损伤等不良反应，可用于有消化道高危因素的患者。

9. 对非甾体抗炎药有哪些认识误区？

张大妈：非甾体抗炎药是止痛药还是消炎药？

英萍医生：你这个问题是很多患者都存在的认识误区。很多人把非甾体抗炎药当作一种普通的“止痛药”，觉得并不是治病的，经常不遵从医嘱而随意停用。关节疼痛不厉害，可以忍受，是否有必要吃止痛药是患者常有的疑问。其实口服非甾体抗炎药并非仅仅为了止痛，连续地服药能够抑制关节的炎症反应，由于炎症被抑制了关节肿胀疼痛自然得以缓解。

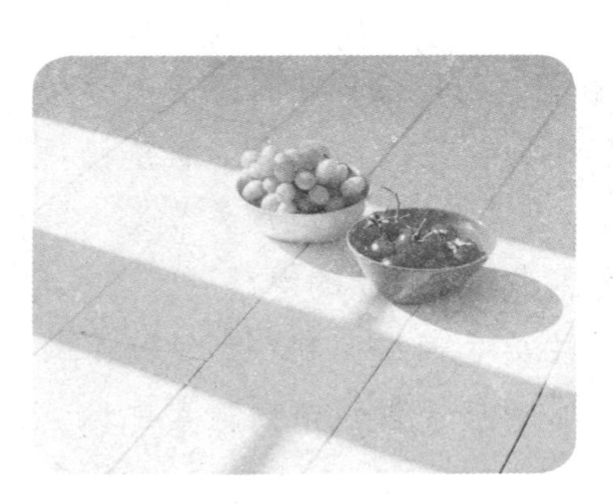

还有一种较为普遍的认识误区是不少患者常常混淆了炎症和感染的概念，只要是肿了

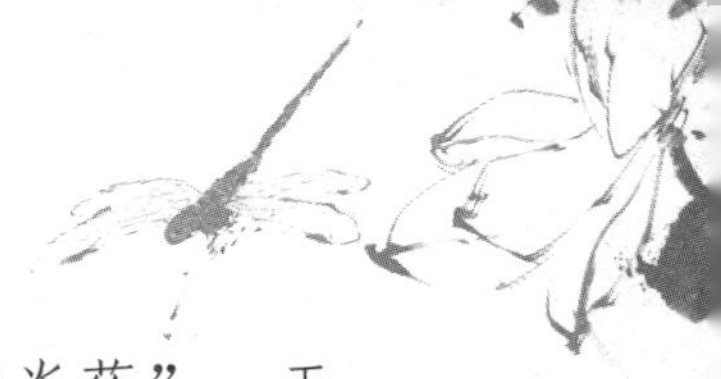

疼了就认为是“发炎了”，首先想到的是吃点“消炎药”，于是马上服用阿莫西林、阿奇霉素或者头孢菌素之类，殊不知这些抗生素并不等同于“消炎药”，它们只适用于细菌感染，对于非感染性炎症，非但无效反而有害，可能导致身体内菌群失调、细菌耐药，也是国内滥用抗生素的重要原因。

10. 非甾体抗炎药的种类和应用有哪些?

张大妈：非甾体抗炎药有哪些？该怎么用？

英萍医生：给你介绍几种临床最常用的非甾体抗炎药。

（1）尼美舒利（Nimesulide）：尼美舒利是首先上市的选择性 COX-2 抑制药，这个药口服吸收迅速、完全，1 ～ 2h 达最大血药浓度，半衰期为 3h，经肝代谢，肾排泄，具有解热、镇痛及抗炎作用。

（2）美洛昔康（Meloxicam）：美洛昔康是选择性 COX-2 抑制药，对 COX-2 的选择性比对 COX-1 大 100 倍。在炎症组织中，美洛昔康能选择性地抑制 COX-2，且能保持胃、肾中依赖 COX-1 的前列腺素合成，因而其抗炎镇痛作用强，胃、肾不良反应较少，也不影响血小板聚集和血小板中依赖 COX-1 的 TXB_2 的合成，对减轻胃肠出血不良反应更为有利。

美洛昔康的半衰期为 20 ～ 22h，适于每日 1 次给药。与华法林、西咪替丁、阿司匹林、地高辛等无明显的相互作用。主要用于骨关节炎和类风湿关节炎，也可用于腰背疼痛和急性坐骨神经痛。

（3）塞来昔布（Celecoxib）：塞来昔布是选择性 COX-2 抑制药，主要用于骨关节炎和类风湿关节炎。口服后 3h 出现血药峰浓度。油腻性食物能减慢其吸收，血药峰浓度滞后 1 ～ 2h，但吸收率却能增加 10% ～ 20%。血浆蛋白结合率为 97%。因药效能维持 11h，故本药适合于每日 1 或 2 次给药。药物耐受性好，不良反应小，与安慰剂相似。主要不良反应为头痛、腹泻、鼻炎、恶心、厌食、腹痛等。与传统非甾体抗炎药相比溃疡发生率明显降低，因胃肠不良反应而停药率低。

（4）罗非昔布（Refecoxib）：1999 年上市，2004 年已撤出市场。罗非昔布可选择性地抑制 COX-2，主要用于成人类风湿关节炎、痛风及痛经和锐痛治疗。与塞来昔布相比，对 COX-2 的抑制有更高的选择性。用药 2 ～ 3h 后出现血药峰浓度，4d 达稳态。口服该药 12.5mg、25mg 及 50mg 后，平均生物利用度约为 93%。吸收不受食物的影响。与传统非甾体抗炎药相比，罗非昔布最大的优点是胃肠道的安全性提高，严重胃肠道不良反应的发生率明显下降。

但罗非昔布与阿司匹林合用，可使胃肠道不良反应的发生率增加；与华法林合用，有可能引起胃肠道出血及凝血时间延长。患者长期服用罗非昔布发生心血管事件的相对危险性明显增加，因此罗非昔布目前已退出市场，对其药性改良的相关研究还在进行。

11. 非甾体抗炎药的用药安全性怎样?

张大妈：服用非甾体抗炎药安全吗？有哪些不良反应？

英萍医生：非甾体抗炎药是治疗非感染性炎症的主力，但“是药三分毒”，长期服用非甾体抗炎药的不良反应也不可忽视，最常见的是胃肠道不良反应，可出现上腹不适、隐痛、恶心、呕吐、饱胀、嗳气、食欲减退等消化不良症状。长期口服非甾体抗炎药的患者中，有10%～25%的患者发生消化性溃疡，其中有小于1%的患者出现严重的并发症如出血或穿孔。其次是肝肾功能损害，老年患者尤其需要特别注意；部分非甾体抗炎药还可引起粒细胞减少、再生障碍性贫血、凝血障碍等。

尽管选择性COX-2抑制药的胃肠道不良反应较少，但患者长期服用发生心血管事件的相对危险性明显增加，正因如此世界著名药企默沙东公司推出罗非昔布（万络）没多久就宣布退市了。如何合理使用非甾体抗炎药，既能有效控制炎症，又能避免和减少药物不良反应的危害，是广大患者所关注的，也是临床医师的职责。

12. 非甾体抗炎药有哪些用药注意事项?

张大妈：服用非甾体抗炎药需要注意哪些问题？

英萍医生：非甾体抗炎药的禁忌证和相对禁忌证主要包括以下几个方面。

（1）活动性胃肠道溃疡或近期胃肠道出血是所有非甾体抗炎药的首要禁忌证。

（2）对阿司匹林或其他非甾体抗炎药过敏，或有其他原因引起的过敏病史者，包括哮喘、支气管痉挛、鼻炎、血管神经性水肿、荨麻疹，均应慎服。

（3）对肾功能不全者，布洛芬、酮洛芬等丙酸类尤其应慎用。

（4）对高血压和充血性心力衰竭：非甾体抗炎药易引起水钠潴留，拮抗利尿作用而加重病情，故慎用。

（5）对肝功能不全和白细胞减少者慎用。

（6）妊娠和哺乳期是相对禁忌证，因吲哚美辛易使胎儿动脉导管闭锁不全，乳汁中的吲哚美辛易使新生儿发生惊厥。

（7）对老年人、口服抗凝血药和降血糖药者应注意药物间相互作用。

我们还要了解的是，国家食品药品监督管理总局（CFDA）早已对非甾体抗炎药说明书进行修订：禁用于重度心力衰竭患者；禁用于实施冠状动脉旁路移植术围术期疼痛的治疗；慎用于有高血压和（或）心力衰竭（如液体潴留和水肿）病史的患者。有心血管疾病或心血管疾病危险因素的患者，其风险更大，即使既往没有心血管症状，医生和患者也应对此类事件的发生保持警惕。长期大量使用非甾体抗炎药使心血管病风险增加，有心肌梗死病史的患者即便短期使用非甾体抗炎药风险也增加。

13. 对痛风急性发作期非甾体抗炎药有禁忌的患者治疗方案是什么？

张大妈：我现在痛风发作，但我心功能不好，不能服用非甾体抗炎药怎么办？

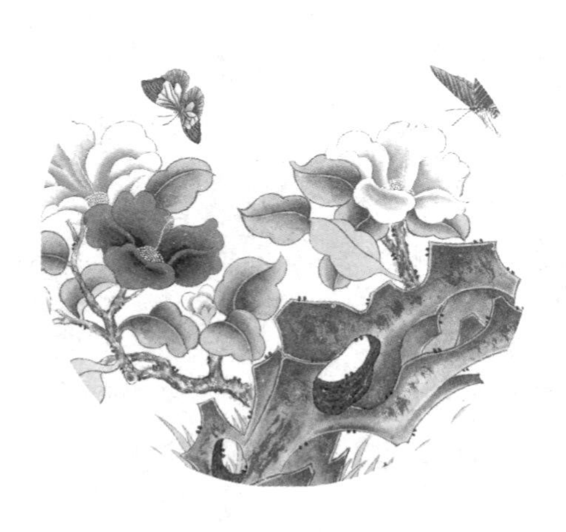

英萍医生：对于非甾体抗炎药有禁忌的患者，痛风急性发作期时建议单独使用低剂量秋水仙碱 1.5 ～ 1.8mg/d。虽然高剂量秋水仙碱（4.8 ～ 6.0mg/d）能够有效缓解痛风急性期患者的临床症状，但这种药量更容易引发胃肠道不良反应等

并发症，导致患者因此停药。而使用低剂量秋水仙碱与高剂量秋水仙碱相比，在治疗的有效性方面无明显差别；在安全性方面，使用低剂量秋水仙碱的不良反应发生率更低。因此在痛风急性发作期，推荐对非甾体抗炎药有禁忌的患者单独使用低剂量秋水仙碱，痛风症状发生的 48h 内用药效果最好。

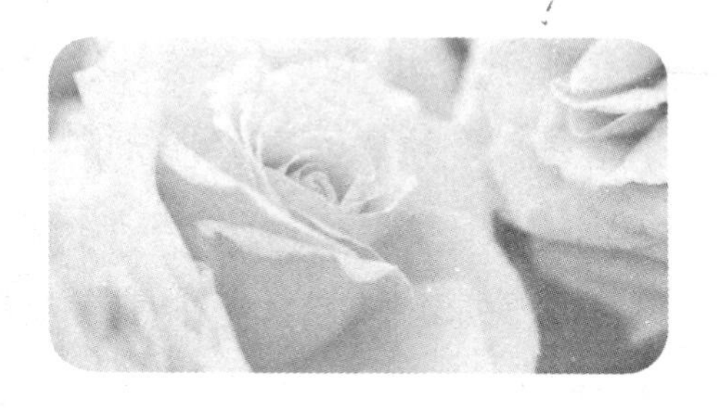

14. 秋水仙碱治疗痛风有哪些作用和临床应用?

张大妈：你刚才提到的秋水仙碱是什么？听说秋水仙碱有剧毒？真的吗？

英萍医生：秋水仙碱是一种生物碱，因最初从百合科植物秋水仙中提取出来，故名秋水仙碱，又名秋水仙素，作为痛风急性发作的药物，已有 200 余年历史，疗效好，价格便宜，奠定了百年经典地位。秋水仙碱确实有毒，进入人体后会被氧化成有毒的二秋水仙碱，其中毒症状与砷中毒类似，中毒后 2 ～ 5h 出现口渴、喉咙有烧灼感，发热、呕吐、腹泻、腹痛，最终可导致肾衰竭、呼吸衰竭而死亡。

特别需要注意的是，秋水仙碱的治疗窗口很窄，也就是说治疗的有效剂量和中毒剂量十分接近，给用药安全带来很大的困扰。因此服用秋水仙碱 24h 内的剂量不宜超过 6mg，致死量为 0.8mg/kg，也就是一个体重 60kg 的成人，一次性服用 48mg 就可以要命，而且目前缺乏绝对有效的解毒措施。治疗以催吐、洗胃、血液透析等，但因其服用后胃肠吸收较快，所以上述解

毒措施对严重中毒患者效果较差。

虽然最新版的2016版痛风诊疗指南也将非甾体抗炎药作为一线抗痛风急性发作药。但这并不意味着秋水仙碱要退出历史舞台，对于急性发作的患者，如果有非甾体抗炎药使用禁忌，仍可以用低剂量秋水仙碱，研究证明，低剂量秋水仙碱（1.5～1.8mg/d）药用效果同高剂量秋水仙碱（4.8～6.0mg/d）相当，又能够减少不良反应的发生。

15. 秋水仙碱有哪些用药注意事项？

张大妈：如何正确服用秋水仙碱才能保证安全性？

英萍医生：如上文所说，服用秋水仙碱应严格注意用量，指南推荐的初始剂量为1.0mg，1h后再服用0.5mg，12h后，如有必要，可再服用0.5mg。之后每天服用0.5mg，2或3次，直至疼痛症状缓解，通常不超过2周。这种用药方式既能有效止痛，又能大大减少不良反应。不过，在临床上，医师还会根据患者的肾功能情况调整药物用量。在降尿酸治疗过程中，为了预防痛风发作，秋水仙碱使用时间一般是半年。所以，不宜长期服用。此外服药时机也是需要注意的方面，当急性痛风发作时，应在24h内尽早服用秋水仙碱，否则效果可能会大打折扣。

16. 秋水仙碱有哪些不良反应？

张大妈：秋水仙碱还有哪些不良反应？

英萍医生：秋水仙碱是抑制炎症的特种部队，具有良好的消炎止痛作用，但是对肝、肾的不良影响较大，因此肝肾不好的人要慎用；另外秋水仙碱会抑制细胞分裂，对于骨髓增生低下（血常规结果低于正常标准）的人要慎用。孕妇和哺乳期女性同样是此药的慎用人群。常见的不良反应具体如下。

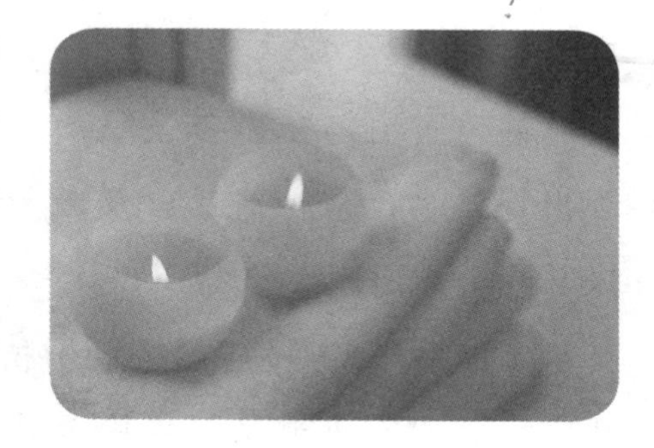

（1）胃肠道症状：最常见的不良反应。腹痛、腹泻、呕吐及食欲缺乏为常见的早期不良反应，发生率达80%。许多痛风患者在服用秋水仙碱后出现恶心、食欲减退、呕吐、腹部不舒适感及腹泻。有的患者因恶心呕吐或者腹泻较为严重而无法坚持用药。严重者可造成脱水、电解质紊乱等。

（2）肝脏损伤：秋水仙碱可引起肝功能异常，严重者可发生黄疸，加重病情。

（3）肾脏损伤：秋水仙碱的另一个不良反应表现为蛋白尿，严重者可能引起肾衰竭。

（4）肌肉、周围神经病变：近端肌无力、血清肌酸激酶增高；肢体或肢体末端麻木、刺痛等。

（5）骨髓抑制：主要是对骨髓的造血功能有抑制作用，导致红细胞、白细胞、血小板减少、引发再生障碍性贫血等，严重者危及生命。

（6）休克：表现为少尿、血尿、抽搐及意识障碍，死亡率高，多见于老年人。

（7）其他：秋水仙碱还可能致畸、脱发、皮疹等不良反应。

17. 秋水仙碱的不良反应有哪些处理对策？

张大妈：服用秋水仙碱的过程中，如何及时发现中毒反应？

应如何避免？

英萍医生：在需要服用秋水仙碱的情况下，应着重注意是否出现不良反应，有助于及时干预，避免加重病情。日常需要以下几个方面。

（1）胃肠道反应，当服用秋水仙碱的过程中出现腹泻、呕吐等症状时，可能是严重中毒反应的先兆，必须提高警惕，一旦出现应立即停药并及时就医。

（2）服用秋水仙碱期间应定期检测肝肾功能、血常规等，观察各项指标的变化情况。

（3）服药时应严格注意药量，按医嘱用药。每天最大用量不宜超过1.5mg，避免不良反应事件的发生。

18. 如何进行痛风的激素治疗？

张大妈：听说李阿姨治疗痛风用了激素？我也需要吗？

英萍医生：激素也是痛风的一种重要的治疗用药，但并非所有痛风患者都需要用到激素。激素也被称为荷尔蒙，在维持生命、调节性功能、免疫调节等方面有重要作用。很多哮喘药、避孕药和皮肤外用药的主要成分都是激素。不少人对激素的第一印象就是不良反应大，一听到药里有激素就产生抵触情绪，甚至放弃正常治疗。这种误解让激素背了不少“黑锅”。

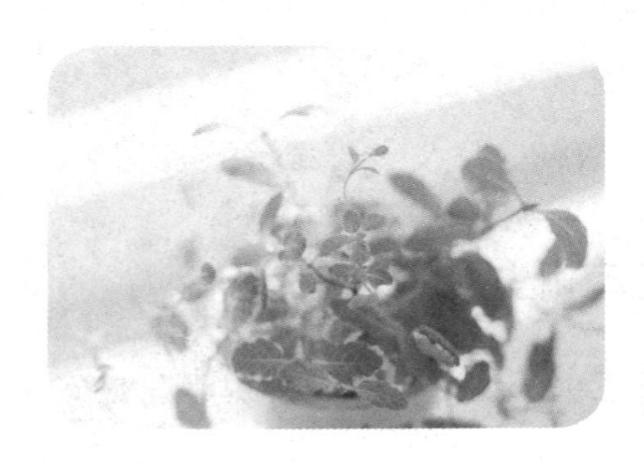

痛风急性发作时，当尿酸分子攻占了我们的某些关节时，有时会遇到这样的情况：无论使用非甾体抗炎药还是秋

水仙碱都不能缓解疼痛，或者患者不能耐受非甾体抗炎药和秋水仙碱的不良反应，产生严重的胃肠道反应。此时我们选用痛风止痛的终极武器——激素。

在痛风急性发作期，其他药物缓解疼痛无效时，可以考虑短期内使用激素。可以采用口服、静脉给药，推荐使用30～60mg的泼尼松或等同于该剂量的其他激素剂型，维持1～3d，在接下来的1～2周内逐渐减量至停用。大部分痛风急性期患者在应用激素后12～24h症状缓解至消失。临床研究已显示出激素良好的镇痛效果，曲安奈德、泼尼松龙对比吲哚美辛、萘普生无明显差别。值得注意的是，两者的不良反应发生率比应用吲哚美辛、秋水仙碱还要低，显示出良好的安全性。

19. 激素不良反应的应对策略有哪些？

张大妈：都说激素的不良反应大，如果必须用激素应该如何避免不良反应？

英萍医生：激素是一把利刃，很多患者都会“谈激素色变”。我们知道，许多疾病都会用激素来治疗或救急。像系统性红斑狼疮、多发性肌炎、皮肌炎、硬皮病、过敏性紫癜、肾病综合征、哮喘等，甚至有时为了退烧，也会用到激素。而且有些疾病在治疗中要长期使用激素，像肾病综合征，激素要用1年到1年半，它的不良反应是患者普遍关心和担心的问题，总的来说激素的不良反应主要有以下几个方面：①上消化道出血；②高血糖；③高血压；④骨质疏松，这是很常见的，严重的患者会出现骨股头坏死等后遗症；⑤免疫力低下，容易疲劳，患者易患感冒，反复不愈；⑥精神兴奋，不少患者用药后，高度兴奋，长达数

月睡不着觉；⑦长期大剂量使用激素会引起脂肪重新分布，表现为满月脸、水牛背，腿细但是躯干肥胖。

当不得不使用激素治疗时，如何避免服用激素的不良反应？只要牢牢记住以下四个字：遵循医嘱！患者绝对不能擅自做主减药、停药，一定要遵医嘱，才能保证激素的用药安全，减少不良反应，促进治疗效果。

20. 慢性痛风关节炎有哪些治疗方法?

张大妈：我现在急性痛风关节炎频繁发作，已经发展成慢性痛风关节炎，有痛风石了怎么办？

英萍医生：对于这种情况，首选降尿酸治疗，多选用抑制尿酸生成的药物别嘌醇或非布司他，以及促进尿酸排泄的药物苯溴马隆。首先我们要明确，降尿酸治疗的目标是预防痛风关节炎的急性复发和痛风石的形成，帮助痛风石溶解。血尿酸水平稳定控制在360μmol/L（6mg/dl）以下，有助于缓解症状，控制病情，降低痛风复发风险。当血尿酸持续数年控制在低于360μmol/L时，能减少大部分患者膝关节滑囊的尿酸盐结晶形成。

21. 降尿酸对预防急性痛风关节炎复发有什么意义?

张大妈：我现在开始降尿酸治疗，初期能够预防急性痛风关节炎复发吗？

英萍医生：痛风患者在降尿酸治疗初期，通常预防性使用秋水仙碱至少3～6个月，这样可以减少痛风的急性发

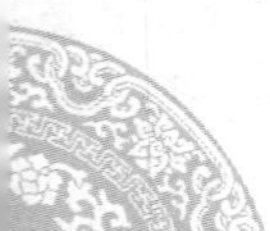

作，小剂量秋水仙碱安全性高，耐受性好。这一点在国内外的研究中都显示了良好的效果。

22. 抑制尿酸生成药物有哪些？

张大妈：降尿酸药里，抑制尿酸生成的药物有哪些？怎么用？

英萍医生：目前国内最常用的减少尿酸生成药物包括别嘌醇和新药非布司他这两种。

别嘌醇能够竞争性抑制黄嘌呤氧化酶，从源头上抑制尿酸合成。但它的缺点是易引发皮疹，严重过敏者禁用；别嘌醇还严重影响肾功能，所以肾功能不全（肾小球滤过率＜ 60ml/min）的患者应慎用。使用别嘌醇应该从小剂量开始，初始剂量每次50mg，每日 2 或 3 次。如果出现了皮肤轻微过敏，可以采用脱敏疗法对症治疗，如再次过敏，就只能立即停药了。此外还需要注意的是，血细胞水平低下患者应禁用，孕妇、可能怀孕妇女及哺乳期妇女应禁用别嘌醇。

非布司他相对于别嘌醇，其作用更专一，药效更温和，引发皮肤过敏概率更小，更适合肾功能不全和有肾结石的患者，轻中度肾损伤（肌酐清除率＞ 30ml/min）的患者也可使用。非布司他为肝脏代谢，所以肝功能不全者应慎用，必须使用的患者需注意定期复查肝功能，以防非布司他造成的肝功能损伤。此外，非布司他的价格昂贵也是阻碍患者用药的重要因素。

23. 促尿酸排泄的药物有哪些？

张大妈：促尿酸排泄的药物有哪些？怎么用？

英萍医生：促尿酸排泄药物的代表药物是苯溴马隆。

苯溴马隆能够抑制肾小管对尿酸的重吸收，但严重肾功能不全（肌酐清除率＜20ml/min）及肾结石者都要慎用，孕妇或有妊娠可能的妇女及哺乳期妇女应禁用。因此，长期服用苯溴马隆的患者应该注意几点：①戒酒，定期做肝功能检查；②出现持续性腹泻应停药；③增加饮水量，促进尿酸排泄，每天饮水应超过2000ml。苯溴马隆临床上常与碳酸氢钠或枸橼酸氢钾钠联用，因此还需要注意后者的禁忌证，充血性心力衰竭、水肿和肾衰竭者都应忌用碳酸氢钠；服用枸橼酸氢钾钠注意监测血钾水平。

24. 降尿酸的新型药物有哪些?

张大妈：这么算来，降尿酸药种类的可选择性很小，现在还有没有新型降尿酸药出现？

英萍医生：降尿酸药的研发脚步从未停歇，近年已问世的新降尿酸药主要有非布司他（Febuxostat），一种黄嘌呤氧化酶抑制药；尿酸酶（Pegloticase），一种哺乳动物重组尿酸酶替代物，能使尿酸迅速氧化变成尿囊酸，不再被肾小管吸收而排泄。对结节性痛风、尿结石及肾衰竭所致高尿酸血症有良效；Zurampic（Lesinurad），一种选择性尿酸回吸收抑制药，适合与一种黄嘌呤氧化酶抑制药联用参与痛风关联高尿酸血症的治疗。目前部分新型药物还未在我国上市。此外，降血压药氯沙坦和调血脂药非洛贝特均兼有降尿酸作用。

25. 降尿酸药不良反应的应对策略有哪些?

张大妈：据说降尿酸药对肾脏、肝脏的不良反应都很大？

用药得不偿失？

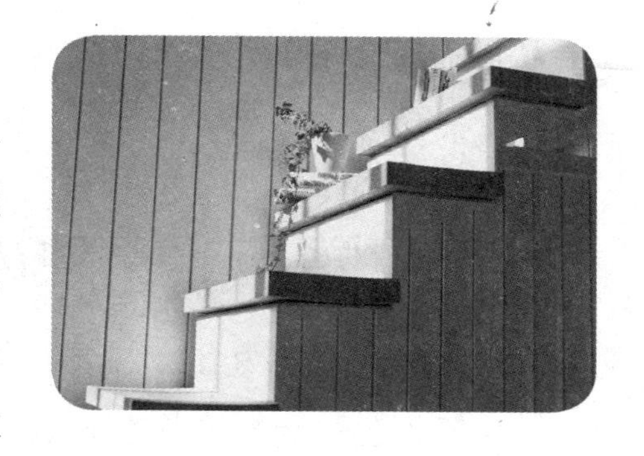

英萍医生：对抑制尿酸生成的药物，非布司他在有效性和安全性方面较别嘌醇更具优势。对促进尿酸排泄的药物，苯溴马隆和丙磺舒均可用于慢性期痛风患者。苯溴马隆在有效性和安全性方面优于丙磺舒。使用别嘌醇时，应从低剂量开始，肾功能正常者起始剂量为 0.1g/d，肾功能不全时剂量应更低，逐渐增加剂量，密切监视有无超敏反应出现。使用过程中增加饮水量，碱化尿液，避免与其他肝损伤药物同时使用。在用药过程中警惕可能出现的肝、肾毒性和其他不良反应。只要注意以上用药规范，就能很大程度上避免药物不良反应的发生，使患者更好地积极配合痛风治疗。

26. 碱性药物在痛风治疗中有哪些应用?

张大妈：李阿姨的医生给她开了碱性药物，碱性药物也能够治疗痛风吗？

英萍医生：碱性药物也是治疗痛风的常用药，为什么用到碱性药物，就需要我们对尿酸这件事有一个深入的了解。作为弱有机酸，尿中的尿酸以非离子化和离子化两种形式存在。在降尿酸治疗的同时，通过碱性药物碱化尿液，特别是开始服用促进尿酸排泄期间，痛风患者的尿酸碱度往往低于正常人，使用碱性药物可减少尿酸造成的肾脏损伤。定期检测尿酸碱度，使之保持在 6.5 左右，同时保持尿量是预防和治疗痛风相关肾病的必要措施。临床常用碳酸氢钠片和枸橼酸钾钠合剂，但是对

于痛风而言要积极口服抗痛风药治疗，碱性药物不是根本性治疗痛风的药物。

27. 痛风肾病的治疗策略是什么？

张大妈：痛风为什么常并发肾病？怎么治疗？

英萍医生：痛风常累及肾脏的正常功能，使肾脏发生病变，据统计，长期肾病患者约30%存在肾脏损伤。

治疗上主要给予降尿酸药，最常用的药物是别嘌呤，同时应使用碱性药物，并保持尿量。慢性尿酸盐肾病，如果需要利尿，应避免使用影响尿酸排泄的噻嗪类利尿药，以及呋塞米、依他尼酸等。其他的治疗方案与慢性肾炎的治疗类同。当肾脏病变累及严重时可出现肾功能不全，此时应行透析治疗，必要时做肾移植。对于尿酸性尿路结石经过合理的降尿酸治疗，大部分可溶解或自行排出，体积大且固定者可采取内镜取石或开放手术取石。对于急性尿酸性肾病这一急危重症应迅速有效地降低急骤升高的血尿酸，除别嘌醇外尿酸酶的使用也是正确的选择，相关的其他处理与急性肾衰竭的治疗方案类同。

28. 痛风还有哪些其他常见并发症？

张大妈：除了痛风肾，还有哪些其他常见并发症需要注意？

英萍医生：痛风除了影响肾功能以外，还常伴发代谢综合征，而代谢综合征也反过来增加痛风发生的危险，因此在痛风治疗的同时应积极预防和治疗相关疾病。理论上讲，应选用增加尿酸清除等机制兼具弱的降血尿酸作用的药物，但不主张单独用于痛风的治疗，常用药物有调血脂药非诺贝特、阿托伐他汀、降脂酰胺；降血压药氯沙坦、氨氯地平；降血糖药醋磺己脲。非诺贝特和氯沙坦在这方面的研究较多。

29. 无症状高尿酸血症应采取哪些治疗？

张大妈：我现在没有疼痛症状，但尿酸水平很高，怎么办？

英萍医生：没有疼痛症状，却存在高尿酸血症指的就是无症状高尿酸血症。尽管高尿酸血症与痛风急慢性关节炎、肾脏疾病密切相关，但尚无直接证据表明溶解于血液中的尿酸对人体有害，除非特别严重的或急性血尿酸升高，因此无症状高血尿酸血症以非药物治疗为主，应避免肥胖、劳累、湿冷及精神紧张等诱发因素。一般不推荐使用降尿酸药，但在经过饮食控制血尿酸仍较高、有家族史或伴发相关疾病，高血尿酸患者可进行降尿酸治疗。

30. 痛风间歇期有哪些治疗策略？

张大妈：我的痛风不发作时，还需要什么治疗？

英萍医生：痛风没有急性发作的时候称为痛风间歇期和慢性期，治疗主要目的就是为了长期有效地控制血尿酸水平，预防急性关节炎复发。在痛风急性发作平稳后至少两个月内，小剂量服用降尿酸药，并根据降尿酸的目标水平在数月内调整至最小有效剂量，并长期甚至终身维持。一般情况下使用降尿酸单药即可，在单一药物效果不好，血尿酸升高明显，痛风石大量形成时可联用两类降尿酸药。

31. 痛风的传统手术治疗有哪些?

张大妈：手术能够治疗痛风吗？可不可以把痛风石直接切掉？

英萍医生：手术也是痛风治疗的重要手段，传统的开放手术可以彻底清除关节内沉积的痛风石，降低体内的尿酸，尽可能地阻止、减少痛风石溶解进入血液，避免引起痛风性关节炎的反复发作。但是传统的开放式手术对关节的原有解剖结构破坏性大，切除范围较广，很容易导致术后关节粘连，不利于关节功能的恢复，给患者术后带来更大的痛苦和困扰。

32. 什么是痛风的关节镜治疗?

张大妈：有没有比传统手术更有效、更安全的治疗方法？

英萍医生：由于传统手术的局限性，随着手术技术的日新月异，针对痛风的手术方法也在不断更新。近年来发展迅速的关节镜技术可以在检查的同时对病灶进行清理，发挥治疗作用。关节镜手术创伤小、恢复快。治疗膝关节疾病，关节镜的适应范围很广泛。针对膝痛风性关节炎，不管是急性还是慢性反复发作的患者，病情都可以得到有效的控制和缓解。关节镜能够早期明确诊断，早期治疗，减轻关节软骨的长期损伤，最大限度地保护膝关节内的组织结构，延缓晚期骨性关节炎的发生，保护下肢负重行走的功能。通过关节镜对膝关节病灶进行清理，能够比较彻底地清除病变的滑膜及附着于滑膜、沉积在关节软骨及半月板表面的尿酸盐结晶。利用等离子刀进一步气化切除，能减少炎性渗出并且止血确切。关节腔内通过大量的生理盐水冲洗，清除了残余的尿酸盐结晶和关节液中炎症介质及大量的白细胞，避免或减轻炎症反应，也避免了尿酸盐结晶对关节内组织的机械磨损；术后有利于膝关节疼痛的减轻、缓解及关节肿胀的快速消退。关节腔内冲洗有利于恢复关节软骨面光整，避免或延缓发生继发性骨性关节炎的可能，治疗效果单凭药物是无法达到的。

除此之外，还有如钬激光、间充质干细胞刺激技术、微骨折、钻孔、软骨移植和打磨成形术等很多新的手术方式，可以更有效地改善痛风性关节炎患者的症状。这些新的手术方式适用于较小的软骨缺损，其共同的特点是创伤小，全部在关节镜下完成，仅对软骨下骨表面的再塑型。自体骨软骨移植可以修复膝痛风性关节炎造成的局限性软骨缺损。

33. 痛风有哪些非药物治疗手段?

张大妈：除了之前提到的治疗，我还应注意什么问题？

英萍医生：除了用药以外，非药物治疗也是痛风治疗的重要环节，主要是通过医学健康教育，帮助患者调整科学的生活方式和饮食结构。调整生活方式有助于痛风的预防和治疗。饮酒（啤酒与白酒），大量食用肉类、海鲜（如贝类）、动物内脏，饮用富含果糖的饮料，剧烈运动，突然受凉，肥胖，疲劳，饮食、作息不规律，吸烟等均为痛风的危险因素。规律作息和锻炼，食用新鲜蔬菜是痛风的保护因素。

（1）限酒。饮酒可能增加痛风发作的风险，当酒精摄入量≥ 50g/d 时，痛风发病风险比不饮酒者高 153%。任何类型的酒精（包括红酒）均与痛风急性发作风险增高相关。经常饮酒者

比偶尔饮酒者发生高尿酸血症的风险高32%，偶尔饮酒者比几乎不饮酒者发生痛风/高尿酸血症的风险高32%。中等量的红酒不会增加血尿酸水平，相关研究还在进行。因此痛风患者的生活调节事项第一步就是限酒，最好禁酒。

（2）减少高嘌呤食物的摄入。食用大量肉类、动物内脏、海鲜者血尿酸水平比其他人较高，因此应避免高嘌呤饮食。高嘌呤食物主要包括动物内脏、海产品，尤其是海鱼、贝壳等软体动物，以及浓肉汤，均为含嘌呤较高的食物。此外，鱼类、肉类、豆类也含有一定量的嘌呤，各种谷类、蔬菜、水果、牛奶、鸡蛋等含嘌呤较少，因此痛风患者宜食用乳制品、植物蛋白。需要注意的是蔬菜水果属于碱性食物，尤其适用于痛风患者。

（3）防止剧烈运动或突然受凉。剧烈运动是男性和女性痛风患者发作的第三位诱因。突然受凉是女性痛风发作的第二位诱因，是男性的第五位诱因。

（4）减少富含果糖饮料的摄入。富含果糖的饮料可增加女性患痛风的风险，含糖软饮料和果糖可增加男性患痛风的风险。

（5）大量饮水。饮水过少是高尿酸血症和痛风的危险因素，因此建议痛风患者应每日饮水2000ml以上。

（6）控制体重。更高的BMI可增加痛风风险。

（7）增加新鲜蔬菜的摄入。用科学的语言讲，经常性食用新鲜蔬菜是痛风发病的保护因素，这是有研究依据的。

（8）规律饮食和作息。饮食和作息与人的健康息息相关，据统计，饮食不规律的人比饮食规律的人发生痛风/高尿酸血症的风险高40%，作息不规律的人比作息规律的人发生痛风/高尿酸血症的风险高1.6倍。所以把握良好的饮食和作息习惯，对于

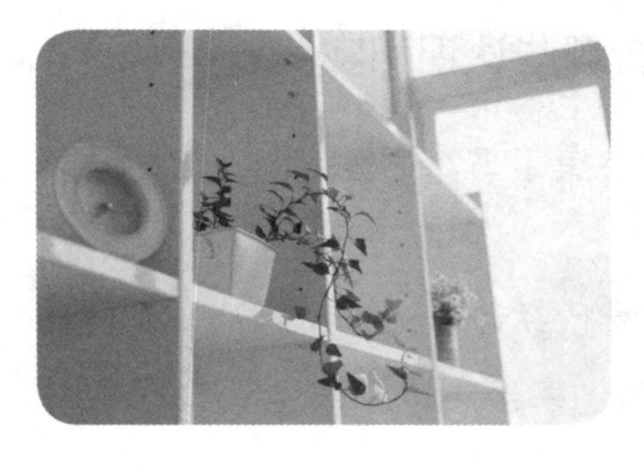

控制痛风十分有益。

（9）禁烟。我们都知道吸烟有害人体健康，其实吸烟与痛风发病也有着千丝万缕的联系，经常吸烟者比偶尔吸烟者发生痛风/高尿酸血症的风险高35%，比不抽烟人群风险更高。禁烟对身体百利而无一害，何乐而不为呢？

第二讲　疾病的中医治疗

1. 中医治疗痛风有哪些特点和优势？

张大妈：中医治疗痛风有哪些独到之处？

英萍医生：中医学源远流长，运用中医药治疗痛风已经有2000多年的历史，通过大量临床实践，对痛风的治疗积累了丰富的经验。痛风当属中医学“痹证”“白虎病”“历节”的范畴。本病常因人体正气虚损，外邪侵袭机体而致病。基本病机为正气虚损，外邪侵袭机体，经脉痹阻不通，不通则痛。病位在四肢关节，与肝、脾、肾相关。早期病性多属实性，邪留日久则脏腑受到损害，出现虚实夹杂之证。治疗上以健脾祛湿、清热解毒、活血通络为法。中医治疗痛风的手段多元化，包括内服汤剂、中成药、针灸、外敷、熏洗、民族医药等，不良反应小，疗效较为肯定。

2. 古代医家对痛风治疗有哪些认识和实践?

张大妈：古代就发现痛风这个病了吗？中医是怎么治疗痛风的？

英萍医生：早在汉代，张仲景已经认识到了痛风这一疾病，就将痛风归纳为“风湿历节”和“寒湿历节”，他记载了两种对应的治疗方剂：诸肢节疼痛，身体尪羸，脚肿如脱，头眩短气，温温欲吐，桂枝芍药知母汤主之；病历节不可屈伸，疼痛，乌头汤主之。桂枝芍药知母汤、乌头汤至今仍为临床所广泛应用的方剂，为后世做了非常卓越的指导。

李中梓在《医宗必读》中记载了治疗痛风的方剂包括：防风汤、如意通圣散、桂心散、没药散、虎骨丸、十生丹、一粒金丹、乳香应痛丸。喻嘉言深得仲景之意，在痛风的治疗中提出以下观点：观金匮用附子、乌头，必用于表散药中，合桂枝、麻黄等药同用，即发表不远热之义。至攻里必遵内经，不远于寒可知矣。李杲《脾胃论》言“脾病体重痛，为痛痹，为寒痹，为诸湿痹”，则指出了“脾病”在此类痹证的发生发展也占据重要地位。

清代陈士铎在《辨证录》中阐述：而肾痹之成，非尽由于风寒湿也，夫肾虽寒脏而其中原自有火，有火则水不寒而风寒湿无从而入，无奈人过于作强，将先天之水日日奔泄，水去而火亦随流而去，使生气之源，竟成为藏冰之窟，火不能敌寒而寒邪侵之矣。寒气直入于肾官，以邪招邪，而风湿又相因而至，则痹症生矣。强调肾阳虚是痹证发生的前提条件。

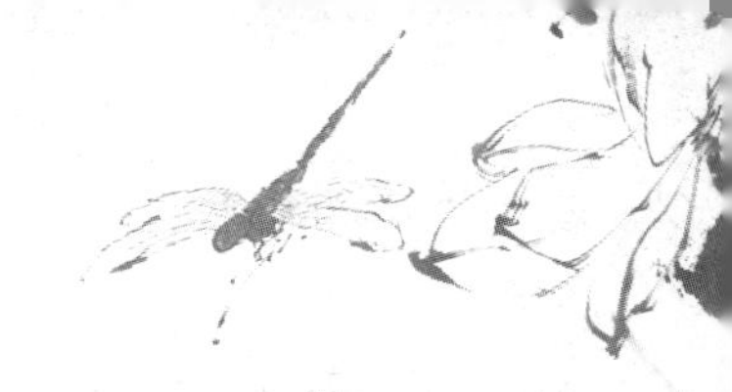

3. 如何辨证认识痛风?

张大妈：中医是怎么看待痛风这个病的？

英萍医生：痛风多见于中老年患者，男性尤多，符合中医学过食膏粱厚味，湿热内生，日久成瘀，复感外邪，闭阻经络而为患的理论。故提出本虚标实的病机要点，以湿热痹阻为标，脾肾亏虚为本，从而确立了清热利湿、化瘀通络、调补脾肾治疗法则。临床所见湿聚、络痹、虚损，三者常常互见，辨证多为本虚标实、虚实错杂之证，因此临证时三法不可偏执，当三法合参，依据脉证而有所侧重。

4. 痛风的用药大法是什么?

张大妈：痛风有没有特效中药？

英萍医生：众所周知，常有“单方治大病”的说法，指的是如果辨证得当，即使仅仅使用一味中药，也能收获良好的治疗效果。但由于痛风的病因病机较为复杂，单方用药局限性较大，无法应对复杂的证候，因此审证求因、辨证论治、复方用药是中药治疗痛风的大法。

5. 痛风有哪些用药规律?

张大妈：中医治疗痛风是怎么用药的？

英萍医生：针对这个问题，我想总结一下自己治疗痛风的临床经验和用药规律。

针对痛风急性发作期，关节肿痛伴有发热者，当重用生石膏、知母直折其邪热；土茯苓、薏苡仁、猪苓、菝葜、威灵仙清利

湿浊，急则治标。关节疼痛，有痛风石者，则重用穿山甲（代）、郁金、川芎、三棱、莪术、红花、赤芍、络石藤、忍冬藤之属破瘀散结通络，以除顽石，畅经络。在慢性缓解阶段，脾肾亏虚尤为突出，须重用巴戟天、仙灵脾、生地黄、熟地黄、肉苁蓉、炒杜仲、白术、薏苡仁、山药等健脾益肾之品，扶正固本，方可做到有主有次，丝丝入扣。

治疗痛风的药物性多以温、平为主，味以辛、甘、苦为主，互相配伍成辛温、辛甘、苦辛、甘温、甘平等为特征的组合；选择药物的归经定位在肝、脾、肾。虚主要责之于肝、脾、肾的功能失常，邪为风寒湿，瘀为血瘀。故治疗上采取辛甘、辛温和苦辛、甘温等的配伍原则，以清热利湿、化瘀通络、调补脾肾。

用药的功效主要集中在补益药、活血化瘀药、清热药、利水渗湿药及温里药五个方面的运用上。

6. 痛风的常用中药有哪些?

张大妈：在治疗痛风时，常用到哪些中药？

英萍医生：总结一些治疗痛风常用方剂中的主要中药，通过对每一味中药的解析，可以让我们更好地领会痛风的中医辨治，了解痛风常用中药的特点。

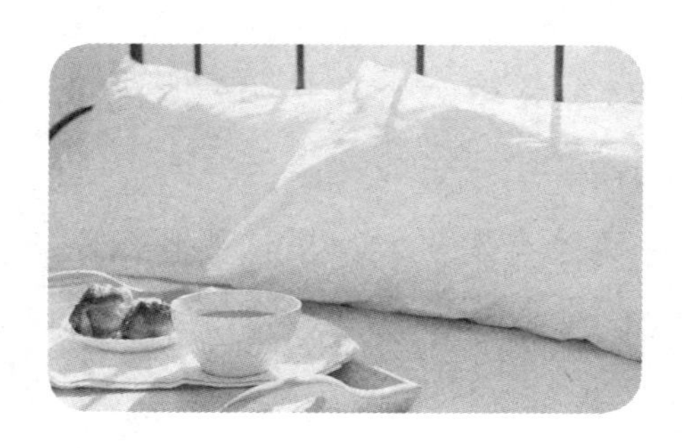

（1）解表药中首推桂枝。桂枝，辛、甘，温。归心、肺、膀胱经。发汗解肌，温通经脉，助阳化气，平冲降气。用于风寒感冒，脘腹冷痛，血寒经闭，关节痹痛，痰饮，水肿，心悸，奔豚。主要用于风湿痹痛、肩臂肢节冷痛，常与附子、生姜、甘草等同用，以温经散寒止痛，如桂枝附子汤。《本经疏证》载桂枝能利关节，温经通脉。《本草经疏》论桂枝可实表祛邪，主利肝肺气，头痛，风痹，骨节挛痛。《本草再新》载其能治手足发冷作麻、筋抽疼痛，并外感寒凉等。

防风，辛、甘，性微温。归膀胱、肝、脾经。祛风解表，胜湿止痛，止痉。外感表证，风疹瘙痒，风湿痹痛，破伤风。用于治风寒表证，头痛身痛、恶风寒者，常配伍荆芥、羌活、独活等；治外感风湿，头痛如裹、身重肢痛者，与羌活、藁本等同用用于风湿痹痛；对于风寒湿痹，肢节疼痛、筋脉挛急者，常配合羌活、桂枝、姜黄。

羌活，辛、苦，温。归膀胱、肾经。散寒，祛风，除湿，止痛。用于风寒感冒头痛，风湿痹痛，肩背酸痛。用于头痛身痛。本品辛温，气雄而散，发表力强，主散太阳经风邪及寒湿之邪，有散寒祛风、胜湿止痛之功，故善治风寒湿邪袭表、恶寒发热、肌表无汗、头痛阴中之阳也。其用有三：散肌表八风之邪，利周身百节之痛，排巨阳肉腐之疽。

（2）清热药中需要提及的有知母，苦、甘，寒。归肺、胃、肾经。清热泻火，生津润燥。用于外感热病，高热烦渴，肺热燥咳，骨蒸潮热，内热消渴，肠燥便秘。本品甘寒质润，善清肺胃气分实热，而除烦止渴。用于温热病邪热亢盛，壮热、烦渴、脉洪大等肺胃实热证。常与石膏相须为用，如白虎汤。桂枝芍药知母汤出自《金匮要略中风历节病脉证治六》，由桂枝、白芍、甘草、麻黄、生姜、白术、知母、防风、附子组成，具有祛风除湿、温经散寒、滋阴清热之功效。可用于治疗类风湿关节炎、痹证、

慢性风湿热性腰腿痛。最近药理作用的研究显示，知母具有抗炎作用，知母皂苷抑制巨噬细胞释放炎症反应相关的细胞激素。

牡丹皮，苦、辛，微寒，归心、肝、肾经。清热凉血，活血行瘀。用于温毒发斑、吐、衄、便血，骨蒸劳热，经闭痛经，痈肿疮毒，跌仆伤痛。用于温邪伤阴，阴虚发热。本品辛，寒，善于清透阴分伏热。《本草纲目》载牡丹皮可治手、足少阴，味以平肝，所以主之。《神农本草经百种录》：味辛，寒。主寒热，中风瘛疭、阴愈生矣。现代药理研究显示，牡丹皮具有抗病原微生物、抗发炎、镇痛的作用。

黄柏，苦，寒。归肾、膀胱经。清热燥湿，泻火除蒸，解毒疗疮。用于湿热泻痢，黄疸，带下，热淋，脚气，骨蒸劳热，盗汗，遗精，疮疡肿毒，湿疹瘙痒。盐黄柏滋阴降火。用于阴虚火旺，盗汗骨蒸。药理研究显示，黄柏具有镇痛、抗炎作用，黄柏凝胶能显著提高小鼠痛阈，降低毛细血管通透性，抑制巴豆油及鹿角菜胶所致的炎症反应，可以显著减轻佐剂性关节炎足跖原发性肿胀，具有明显的镇痛和抗炎作用。

（3）祛风湿药：秦艽，辛、苦，平。归胃、肝、胆经。祛风湿，清湿热，止痹痛。用于风湿痹痛，筋脉拘挛，骨节酸痛，日晡潮热，小儿疳积发热。《开宝本草》载秦艽能疗风，无问久新，通身挛急。《药性解》称其可活筋血，利大小便，除风湿，疗黄疸，解酒毒，去头风。菖蒲为使。罗纹者佳。总而言之，秦艽有祛风湿、清虚热、止痹痛之功。

威灵仙，辛、咸，温，有毒。入膀胱经。祛风除湿，通络止痛，消痰水，散癥积。主治痛风顽痹、风湿痹痛，肢体麻木，腰膝冷痛，筋脉拘挛，屈伸不利，脚气，疟疾，癥瘕积聚，破伤风，扁桃体炎，诸骨鲠咽。用于治疗痹痛偏于寒者。老人膝关节疼痛，屈伸不利，手足发麻者。

（4）补益药：甘草，甘，平。归心、肺、脾、胃经。补脾益气，清热解毒，祛痰止咳，缓急止痛，调和诸药。用于脾胃虚弱，倦怠乏力，心悸气短，咳嗽痰多，脘腹、四肢挛急疼痛，痈肿疮毒，缓解药物毒性、烈性。近期应用甘草治疗高尿酸血症的研究显示，芍药甘草汤能明显调节高尿酸血症患者自主神经功能状态，特别是虚证患者的副交感神经功能。

其实，在实际应用中，利水渗湿、活血化瘀、清热解毒是最为常见的3类药物。重用清热解毒利湿之品以祛痛风嚣张之毒邪，但同时也不能忽视活血化瘀。瘀滞是本病病理演变过程中形成的病理产物，并贯穿病程始终。湿热皆可引起气血瘀滞，瘀滞也能导致湿热内生，并易与两者胶着为患。治疗过程中，若瘀滞不除，一可痹阻脉络，影响气血运行；二则气机郁闭难解，湿热仍有化生之途，故除清热祛湿之外，还须活血化瘀使得瘀祛，湿热胶着之邪易于快速化解，经络疏通，则气血运行无阻，关节肿痛一举可除。

7. 治疗痛风的常用方剂有哪些？

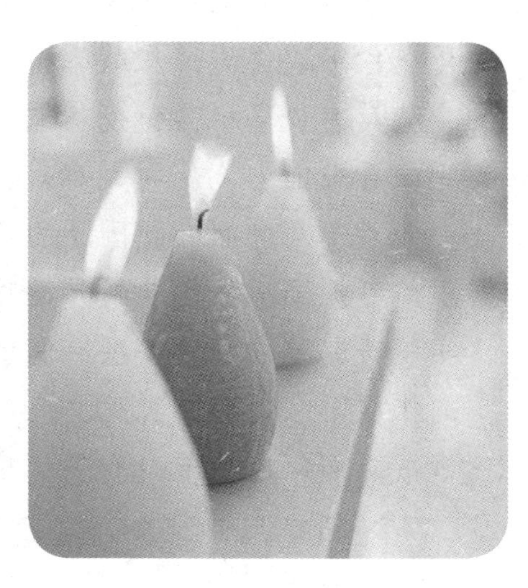

张大妈：治疗痛风的常用方剂有哪些？

英萍医生：下面介绍一些我个人总结的治疗痛风的常用方剂，从中我们可以领悟中药

治疗痛风的个中思路。

（1）痛风缓解期良方——加味四妙散：四妙散源自《成方便读》，由黄柏、苍术、牛膝、薏苡仁组成。方中黄柏为君，取其苦寒可以清热燥湿，其性沉降，擅于清下焦湿热；苍术为臣，味辛苦，擅于健脾燥湿；牛膝可补肝益肾，活血祛瘀通络，同时为佐、使药；薏苡仁渗湿泄浊，使湿热从小便出，为佐药。四味药的功效，恰好符合痛风的中医病机特点。在此基础上加入土茯苓以淡渗利湿，金银花以清热解毒，地龙、赤芍以活血祛瘀、通络止痛等。综观全方，具有健脾益肾、清热祛湿、活血消肿、祛瘀止痛的功效。

加味四妙散的现代研究

关于加味四妙散的现代认识：现代药理研究表明，四妙散具有调节人体内嘌呤的代谢，抑制尿酸生成，促进尿酸排泄，并具有消炎止痛的作用。方中苍术具有镇静止痛、抗缺氧的作用，可以改善代谢功能；牛膝具有抑制关节炎，抗炎消肿，提高机体免疫力、镇痛、利尿的作用；黄柏、薏苡仁可以促进血尿酸的排出。同时，黄柏、薏苡仁和怀牛膝具有提高机体免疫功能的作用，黄柏还能加强吞噬细胞的吞噬能力，从而更有效抑制炎症反应，同时还能抑制白介素 1 及肿瘤坏死因子的产生。苍术具有调节免疫的作用，可提高机体的非特异性免疫，多用于治疗关节炎。有实验研究建立动物模型，发现土茯苓有影响淋巴因子释放的作用，从而抑制炎症反应。多项临床研究均显示加味四妙散对痛风性关节炎有确切疗效。但目前对加味四妙散的研究主要是应用于急性痛风性关节炎，对于其防治痛风急性发作的研究鲜有报道。近期有研究报道称，加味四妙散能有效地减少痛风急性发作频率及降低血尿酸数值，对痛风再次发作具有防治作用。

（2）加味四妙散的变体——四妙散合桂枝白虎汤加减。

方药：威灵仙（酒浸）、羊角灰、白芥子、苍耳、知母、生石膏（先煎）、甘草（炙）、粳米、桂枝、牛膝。

手指关节疼痛减牛膝，加桑枝、威灵仙。

（3）宣痹汤加减。

方药：防己、杏仁、滑石、连翘、山栀子、薏苡仁、法半夏、晚蚕沙、赤小豆、海桐皮、山慈菇、大枣、甘草。

红肿甚加丹参、生地黄、赤芍、牡丹皮等；疼痛剧烈加制乳香、制没药、姜黄、牛膝、延胡索等；多个关节受累加全蝎、蜈蚣、地龙等。

（4）加味玉女煎。

方药：生石膏、熟地黄、金银花、赤芍、知母、麦冬、牛膝、牡丹皮、丝瓜络、生甘草。

体强且毒热炽盛倍生石膏；关节发病去牛膝，加桑枝；痛剧加壁虎；便秘加生大黄（后下）；症状缓解去熟地黄、麦冬，加苍术、白术。

（5）乌头白虎汤加味。

方药：制乌头（先煎）、生石膏、薏苡仁、白芍、川牛膝、知母、桂枝、当归、甘草。

先煎制乌头、生石膏，再入其他药再煎。

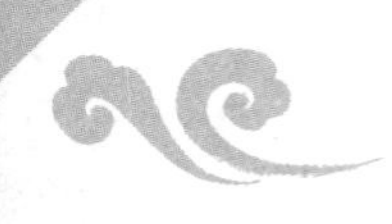

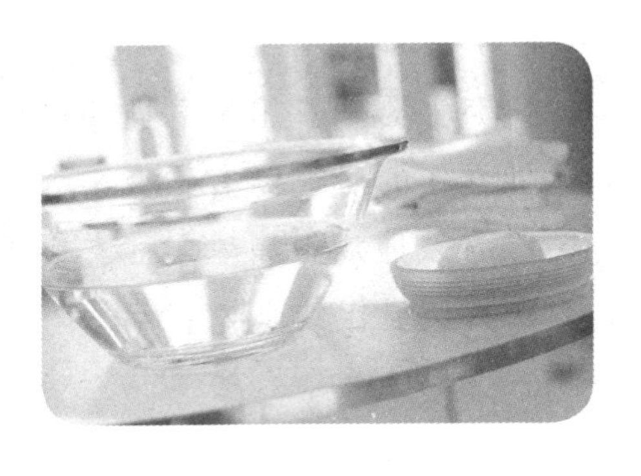

（6）平胃散合济生肾气丸。

方药：苍术、厚朴、陈皮、熟地黄、山萸肉、淮山药、牡丹皮、泽泻、茯苓、熟附片（先煎）、桂枝、车前子、牛膝、甘草。

（7）痛风缓解期良方——桂枝芍药知母汤。

方药：桂枝、芍药、知母、麻黄、生姜、白术、防风、甘草、制附子（先煎）。

风气胜者即关节疼痛移走不定，上下左右，或红或肿，此处关节疼痛将止别处关节疼痛又起者加羌活、独活；寒气胜者即寒气凝结，阳气受阻，四肢挛急，关节浮肿冷痛加细辛、肉桂；湿气胜者即四肢缓弱无力，关节肿痛，肌肉麻木不已加薏苡仁、苍术、黄柏、土茯苓、萆薢；热气胜者即关节红肿热痛剧痛不可触加生石膏、黄柏、制乳香、制没药。

（8）沉寒痼冷顽症的克星——三阴寒湿方：三阴寒湿方由温氏奔豚汤加减而来，原方由附子、肉桂、红参、沉香、砂仁、山药、茯苓、泽泻、牛膝、炙甘草组成，是一纯阳益火，救困扶危妙方，主治肝脾肾三阴寒证奔豚气寒霍乱脘腹绞痛，气上冲逆上吐下泻四肢厥逆，甚则痛厥寒疝水肿鼓胀等证。李可老中医运用本方数十年，临证加减变通，用治一切沉寒痼冷顽症，临床罕见奇症，皆能应手取效。

以黑顺片补北方坎中真火；两倍之炙甘草以覆火，使已复之阳永固下焦；配山茱萸升东方，补肝之体而助肝之用；党参、白术、干姜补中土而定中轴；茯苓、泽泻、生龙牡敛降西方；薤白、丹参、石菖蒲通阳宣痹如此则轴运轮转，一气周流，生生不息。

（9）丹溪痛风方：丹溪痛风方以苍术、羌活、威灵仙、防己、桂枝、白芷祛风湿，黄柏、胆南星、神曲、龙胆草祛痰热，川芎、桃仁、红花行瘀血，诸药合用，散风邪以温通，泻蕴热以清泄，行瘀滞以祛肿痛。

8. 何谓从毒认识痛风?

张大妈：你在治疗痛风方面有没有特别的见解？

英萍医生：痛风以脾肾功能失常，浊毒内伏血脉为病理基础。浊毒既生之后，病理演变规律由浊毒主导，脾肾失常居于次要位置。因而治疗时应不忘“毒”，急性发作期以解毒清热利湿，舒经通络止痛为主，并根据湿、痰、瘀、热兼夹及程度的不同斟酌用药。间歇期重在化浊排毒，兼调脾肾，使邪去而正气自复。

痛风之本为脾肾不足。脾肾分别为后天、先天之本，有相互辅佐资生之功，于五脏中居重要的位置，特别是肾脏内藏真元，易损难复，故这个病往往缠绵难愈，病久亦可因正气之虚衰而延及其他脏腑，需早期积极防治。但单纯补虚扶正，反致助邪，应注意攻补兼施。浊毒内伏血脉，若无外因触动，一般不会攻注骨节而引起关节红肿疼痛。

除六淫、七情、外伤、饮食之外，药物同样是重要的诱因。不仅影响脾肾气化，不利浊毒排出的药物能够使浊毒蓄积为害，而且峻烈的攻下排毒和软坚散结之品，亦可使浊毒变动，或瘀结的有形毒邪如块瘰痰核得以散而入血，导致痛风毒证迅速发作，故选方用药，要考虑周全，并以缓药图效，切忌急功近利。

痛风块瘰为有形痰瘀，是与浊毒互结而成，可加皂刺、穿

山甲、两头尖、夏枯草、蜂房、漏芦、土贝母、半夏、胆南星、陈皮等的一二味，渐消缓散，缓缓消伐之。有形痰瘀结于肾，或热毒煎熬尿液形成砂石，常加鸡内金、郁金、金钱草、海金沙等软坚排石。但现代药理研究表明，金钱草可以酸化尿液，可以使一些碱性结石溶解。而尿酸或尿酸盐却可因此而析出，不仅不利于痛风石消散，反而有可能诱发痛风毒证，宜慎用。

由此推之，酸性药物有敛邪之弊，痛风中宜少用酸敛之品。久病痛风，反复发作的关节局部皮肤多呈暗红色，为血脉瘀阻之象，宜加桃仁、红花、牡丹皮、木香、香附、苏木等行气活血，待血脉得通，肌肤得养，则皮色可渐渐如常。

9. 治疗痛风重用大黄有何意义？

张大妈：我看你在痛风的方子里总会用到大黄？大黄不是通便的药吗？治疗痛风有什么用？

英萍医生：多数医生治疗痛风都注重利水渗湿，而我的方子里多用大黄主要因为除考虑大黄的解毒泻下之功外，还参考了尿酸的排泄方式。在高尿酸血症当中，合成增多占10%，排泄减少占90%。血尿酸每天有1/3分泌入肠道被细菌分解，另2/3由肾脏排泄。当高尿酸血症或肾衰竭时，进入肠腔的尿酸还会增加。有些患者如果重用利水药物，反而会导致血尿酸水平相对升高，同时还可能有加重肾损伤或形成尿酸结石等风险。因此，我常常建议患者应多饮水，碱化尿液，可以有效促进尿酸排泄。相比较而言，采用泻下的大黄，药物作用更为安全。现代药理研究显示，大黄的有效成分大黄素能够抑制黄嘌呤氧化酶，抑制尿酸生成，还具有抗炎、镇痛、降血脂等作用。从中医、西医两方面考虑，大黄适用于痛风各期、各种并发症。

10. 痛风治疗的中成药物有哪些?

张大妈：如果不方便服用中药汤剂，是不是可以选择一些中成药物治疗？都有哪些？

英萍医生：治疗痛风的中成药物繁多，主要介绍几种临床常用的品种。

（1）雷公藤总苷片：主要功效是祛风解毒、除湿消肿、舒筋通络，有抗炎及抑制细胞免疫和体液免疫等作用。用于风湿热瘀，毒邪阻滞所致的类风湿关节炎有良好的效果。在抗炎作用方面，它能拮抗和抑制炎症介质的释放及降低炎症及关节炎的反应程度。在抑制免疫作用方面，它能抑制 T 细胞功能，抑制迟发型变态反应，抑制白介素 -1 的分泌，抑制分裂原及抗原刺激的 T 细胞分裂与增殖。

（2）芙蓉膏：原是明朝太医的秘方，后太医出家，来到较为安定的闽南漳州璞山寺当和尚，他根据宫廷秘方研制出的一种特效退烧、消肿的良药。主要功效为清热解毒消肿，常用于腮腺炎，有红肿热痛而脓未形成的患者，后被用于痛风的治疗也取得了较好的效果。方药组成为芙蓉叶、生大黄、赤小豆各等份，共研细末，按 4 ∶ 6 加入凡士林，和调成膏，外敷患处，每日 1 次，也可应用柳树花 30g，金银花 30g，蒲公英 30g，土茯苓 30g，紫花地丁 30g，生大黄 30g，加水适量，

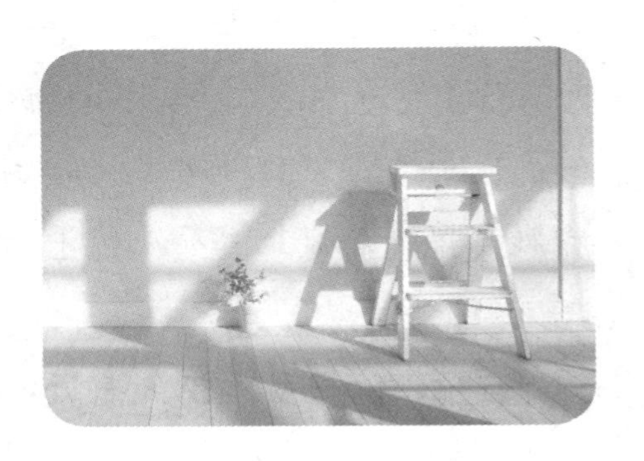

煮沸后约30min，浸洗患处。

（3）新癀片：主要功效为清热解毒，活血化瘀，消肿止痛。用于热毒瘀血所致的病症，具有改善局部血液循环和利尿作用，促进尿酸排出的作用。新癀片内服外涂治疗痛风性关节炎，消肿止痛迅速有效，不良反应少，易为患者接受，患者顺应性好。

（4）痛风定胶囊：具有清热祛湿，活血通络定痛之功效。主治湿热瘀阻所致的痹证，症见关节红肿热痛，伴有发热，汗出不解，口渴心烦，小便黄，舌红苔黄腻，脉滑数，痛风见上述证候者。有研究显示，痛风定胶囊具有肯定的治疗痛风作用。

（5）痛风舒胶囊：主要成分是大黄、车前子、泽泻、川牛膝、防己。功效为清热，利湿，解毒。用于湿热瘀阻所致的痛风病。目前其疗效的相关研究较少。

11. 痛风常用中医外用药——金黄膏效果如何？

张大妈：有没有管痛风的膏药？

英萍医生：中医治疗痛风除了药物内服外，还有中药外治法，其中就包括你提到的所谓膏药。《医学入门・痛风》载：痰火、风湿全者，古龙虎丹主之。如腿间，忽一、二点痛入骨不可忍者，用芫花根为末醋调敷痛处，以帕紧扎。《近效》也阐述了：疗风毒肿、一切恶肿、白虎病并瘥方。取三年酽醋五升，热煎三五沸，切葱白三二升，煮一沸许，即以爪篱漉出，布帛热裹，当病上熨之，以瘥为度。《疡疡全书》提到：神效灸饼，治鹤膝风及湿气痛风，奇效。以上均为历代中医应用药物外用治疗痛风的记载。

目前，临床最常用的痛风中医外用药为金黄膏。金黄膏原

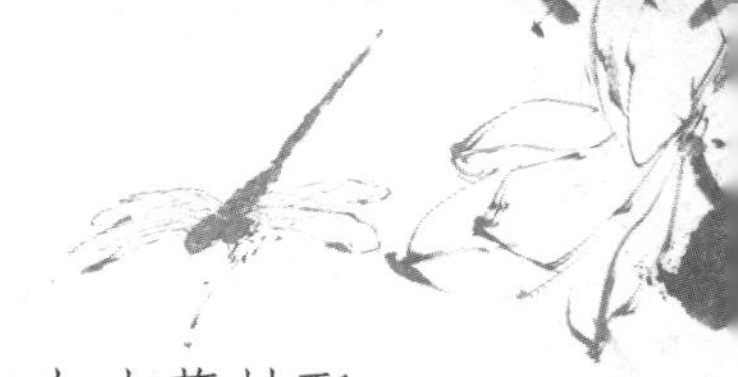

名叫“如意金黄散”，出自《医宗金鉴》，原方由十味药材配伍而成，分别是：大黄、黄柏、姜黄、白芷、天花粉、苍术、陈皮、胆南星、厚朴、甘草。方中多寒药，有清热除湿、散瘀化痰、止痛消肿之功。使用方法：将金黄膏摊于纱布上，略大于局部病灶范围，药膏厚 2 ～ 3mm，然后均匀掺少量阳发散及四虎散，外用一层纱布包裹贴敷患处，隔日 1 次，对于局部疼痛，止痛效果显著。

12. 金黄膏治疗痛风的作用和效果如何？

张大妈：金黄膏治疗痛风的效果怎么样？

英萍医生：《医宗金鉴》云金黄膏能够治痈疽发背，诸般疔肿，跌仆损伤，湿痰流毒，大头时肿，漆疮火丹，风热天疱，肌肤赤肿，干湿脚气，妇女乳痈，小儿丹毒，凡一切诸般顽恶热疮，无不应效，诚疮科之要药。金黄膏清热解毒，散瘀消肿之功正切痛风急性发作期的病因病机，应用金黄散局部外敷，可迅速缓解关节红肿热痛症状，尤其是关节压痛及关节肿胀改善明显。

综观其方：大黄清热解毒、化滞行瘀；黄柏清热燥湿、泻火解毒；姜黄破血、行气止痛；白芷散风消肿、芳香走窜；燥湿止痛；生南星燥湿化痰、消肿散结；陈皮理气化滞；苍术燥湿健脾；天花粉清热散结消肿；厚朴燥湿化痰行气；甘草解毒和中，为方中使药。诸药相伍，可清热化瘀、消肿止痛其含甘草次酸，有肾上腺素皮质激素的抗炎、抗过敏作用。

金黄膏用于治疗痛风为众多医家推崇，效果显著。痛风的发作多为是正邪相争，郁而化热。病机为湿热、痰瘀、浊毒痹经脉、流注关节。对于关节局部的红肿热痛，作为外治法的手段，治疗上故治当以清热解毒、消肿除湿、散瘀定痛为主。

13. 痛风的其他中医外用药有哪些?

张大妈：除了金黄膏，还有没有其他治痛风的外用药？

英萍医生：中医外用药对促进局部血液循环、促进炎症消退、快速缓解急性肿痛症状等方面具有良好效果，但临床研究效果显著的外用药有限，除了金黄膏这一经典的成方以外，多为医院自制剂型。对各个剂型的药物组成进行分析发现，痛风外用药高频次使用的药物大多属于清热燥湿药、清热解毒药、活血化瘀药的范畴，药物在局部发挥着清热抗炎、消肿止痛、通络改善局部循环的作用，从而改善局部红肿热痛的症状。各种痛风外用药的药物组成无外乎以下几种药物：黄柏，黄柏味苦，寒。归肾、膀胱经。有清热燥湿、泻火解毒的功效。外用应用广泛，在治疗痈疽疮毒、皮肤湿疹收效颇佳。能起到促进局部血液循环、促进炎症消退的作用，快速缓解急性肿痛症状；大黄苦，寒，归脾、胃、大肠、肝、心包经，具有清热泻火，泻下攻积，凉血解毒，逐瘀血通经的功效。白芷，味辛，性温，归肺、脾、胃经。功能祛风除湿、通窍止痛、消肿排脓。主治感冒头痛、眉棱骨痛、牙痛、鼻塞、鼻渊、湿胜久泻，痈疽疮疡，毒蛇咬伤等；黄连、黄芩，均为清热燥湿药，具有泻火解毒除湿、消肿止痛的功效。黄连中的盐酸小檗碱有解热、抗炎、抗血小板聚集及提高免疫作用；天花粉清热散结消肿；厚朴燥湿化痰行气；冰片，性味辛、苦，微寒，归心、脾、肺经，具有开窍醒神、清热止痛的功效。性走而不守，亦能生肌止痛。外用有清热止痛、防腐生肌止痒疗效。方中佐以少量冰片，是取其为芳香之品，有较强的辛散之力，散热止痛之效显著。所含的挥发油具有良好的“透皮”效果，黏膜、皮下组织均易吸收，外用可以增强药物的穿透、吸收功效。

中药的外用作为与口服同等重要的治疗方法，开拓了治疗痛风新的更广阔的前景。药物透皮吸收包括释放、穿透及吸收，在组织内通过血管或淋巴管进入体循环而发挥作用，对于皮肤、关节、肌肉局部病变，具有药物直达病所，浓度高，作用强而持久的优越性。在改善临床关节局部症状方面取得了确切的疗效，弥补了中医内治起效慢的不足。尤其适合肝肾功能、脾胃功能障碍及基础疾病复杂的患者，以及对于口服给药易产生诸多不适和不良反应的体质，外用中药可减少胃肠刺激和药物对体内脏器的损伤，安全可靠、不良反应小，不伤阴败胃，其丰富了治疗疾病的手段，提高了总有效率。

14. 痛风如何进行针灸治疗？

张大妈：针灸治疗痛风有哪些方法？

英萍医生：针灸单纯从字面上讲就是针法和灸法的总称，主要包括两种不同的疗法，即针刺法和灸法。针刺法就是用针灸针在人体一定的穴位或部位上进行针刺以达到防病治病的目的；灸法就是用艾条或艾炷在人体一定的穴位或部位进行熏烤灸灼来防病治病的一种方法。这两种方法都是在中医理论的指导下进行的。百姓常说的针灸其实主要指的是针法，随着中医学的发展，属于针法范畴的疗法越来越多，常见的如普

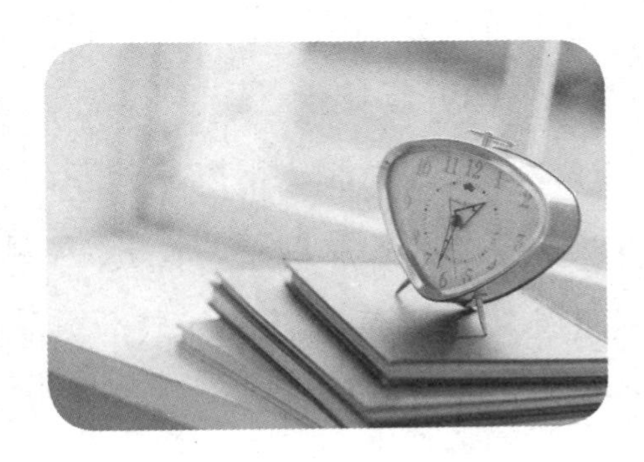

通针刺法、梅花针疗法、头针疗法、耳针疗法、电针疗法、穴位埋线法、穴位注射法、火针疗法等，在痛风的治疗中均被广泛应用。

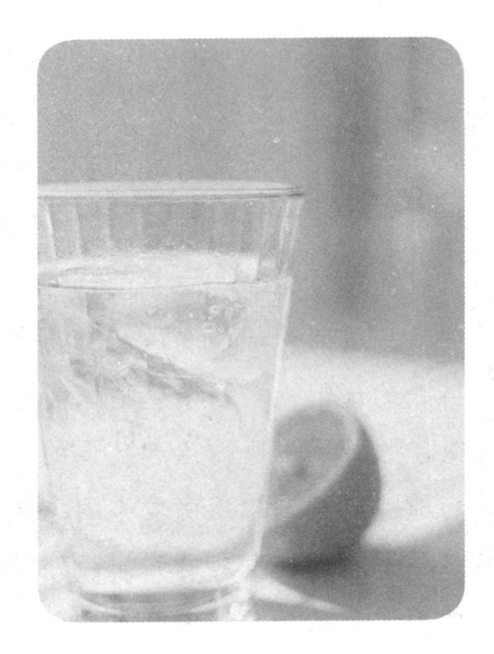

（1）火针。

取穴：太冲、阴陵泉、足三里、地五会、照海、丘墟、足临泣及局部瘀肿处。

火针疗法可以改善毛细血管阻力，减少局部炎性刺激，从而达到活血化瘀、疏经通络、消肿止痛，使临床症状迅速控制的良好效应，可改变慢性软组织损伤形成的粘连、瘢痕结构有其生物化学基础。配合艾灸可以改善血液循环，并能对腧穴形成慢性刺激，反馈性地调节体内嘌呤代谢，促进尿酸的排泄，抑制血尿酸的合成，呈双相调节作用达到治疗目的。

（2）红外温针。

取穴：太冲、中封、太白、公孙、大钟并微量放血。

红外温针配合超微粉碎麻术散可改善白细胞、尿酸水平，控制痛风进展。

（3）腹针。

取穴：中脘、下脘、气海、关元、中极。

急性期加腹四关、水分、双侧上风湿点，肿胀局部刺络放血；慢性期加双气旁、上气穴；下肢疼痛加下风湿外点；上肢疼痛加上风湿外点。

进针后不行针，留针30min，每日1次，并配合中药可改善急性痛风性关节炎症状，减少患者痛苦。

（4）蜂针。

蜂针对穴刺围刺配法：先用蜜蜂的尾针螫刺双侧阳陵泉和太冲穴，5min后取出螫刺，再用蜂针在患部周围进行围刺，观察15min，取出螫刺。可有效降低痛风的发作频率，能降低血尿酸，改善肾功能。

蜂针既有针刺作用，同时自动注入皮内的适量蜂针液有药理作用，蜂针继发的局部潮红充血兼具温灸效应，是集针、灸、药为一体的复合型刺灸法，可以使患者气血流畅，经络疏通，病邪外泄，对痹证痛证有良好的治疗作用。

（5）电针。

取穴：三阴交、丰隆、阴陵泉、血海、肾俞，病变关节局部及邻近的穴位，病变关节在下肢的加用内庭、太冲；病变关节在上肢的加用合谷、液门、二间。

电针对治疗痛风性急性关节炎具有良好的疗效，且对肾功能无不良影响。

（6）浮针。

浮针治疗法：在痛点旁开6～10cm与皮肤成15°～25°快速刺入皮下，针尖向痛点，然后运针做扫散动作，当痛点疼痛消失或减轻后抽出针芯，用胶布固定皮下的软套管，留针24h拔针，隔日1次，5次为1个疗程，具有良好的急性痛风关节炎止痛效果。

（7）温针灸。

取穴：曲池、合谷、梁丘、阴陵泉、足三里、三阴交、太溪、

阿是穴（患侧）。

第1跖趾关节肿痛者，加隐白、太冲；踝关节肿痛者，加绝骨、昆仑、商丘；膝关节肿痛者，加血海、犊鼻、阳陵泉；肘关节肿痛者，加少海、尺泽、手三里；腕关节肿痛者，加阳池、外关、阳溪，可显著降低血尿酸水平。

15. 痛风如何进行针刀治疗?

张大妈：刘阿姨推荐我用针刀治疗痛风？可行吗？

英萍医生：针刀法也是中医为痛风治疗拓展的一项重要的治疗方法，针刀治疗目前常用的主要有传统针刀法和激光针刀法。

（1）传统针刀。

传统针刀法：在关节红肿波动点最明显处常规消毒，局麻后进针刀，直达骨面，突破关节囊到骨关节间隙，切开关节囊通透剥离，排出关节囊积液。治疗后可见局部红肿消失，关节功能正常，可松解肿胀关节囊，排出积液瘀血，降低关节内及其周围压力，疏通受损关节部位的循环沉积，增强关节微循环，提高血液在关节部位的血液流量，可有效防止和解除尿酸在关节部位的沉积而破坏关节及其周围组织。通过针刀治疗可改善关节组织代谢，使受损害或病变组织迅速恢复功能，迅速消除关节肿胀、疼痛、麻木、僵直、屈伸不利等，使针刀治疗在痛风性关节炎的治疗上显示立竿见影的效果。

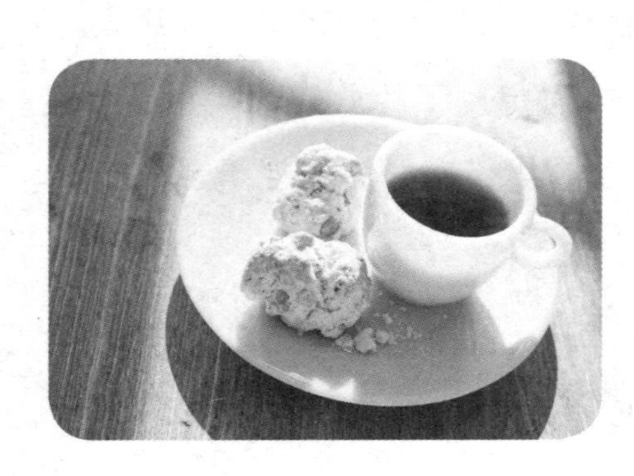

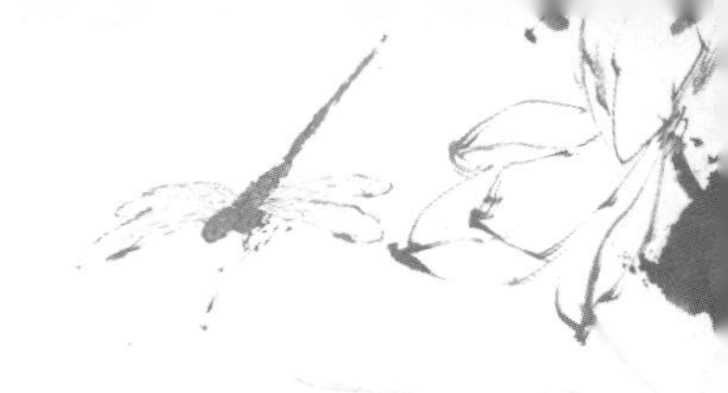

（2）激光针刀。

激光针刀法：病灶局部消毒后以 2% 利多卡因局部麻醉，激光针刀在消毒点刺入，停留照射 2min 后出针，以无菌纱布覆盖，每周 1 次。可配合中药内治法，常用药物苍术、黄柏、牛膝、革薢、蚕沙、海桐皮、鸡血藤、松枝、赤芍、土茯苓、元胡、全虫、甘草，每日 1 剂，早晚 2 次口服。在缓解疼痛、关节灼热、关节肿胀等方面具有良好效果。

16. 痛风如何进行艾灸治疗？

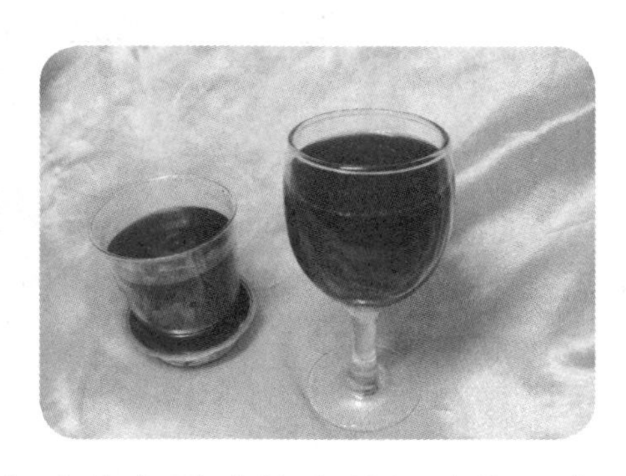

张大妈：艾灸治疗对痛风有帮助吗？

英萍医生：灸法是以艾绒为主要材料，点燃后直接或间接熏灼体表穴位的一种治疗方法，因为其良好的保健功能，目前已被百姓所认识并推崇。灸法的主要功效为温经通络，升阳举陷，行气活血，祛寒逐湿，消肿散结，回阳救逆，对慢性虚弱性疾病和风、寒、湿邪为患的疾病尤为适宜，因此在痛风的治疗中也被广泛应用。

（1）间接灸法：以百合与冰片按 10 ∶ 1 的比例用饴糖制成 1.5mm 厚药饼，取阿是穴（红肿热痛最明显处）、双侧小肠俞、足三里、丰隆，可有效降低血尿酸水平。

（2）天灸：雄黄、斑蝥和青黛各 1 等份分别烘焙、研末，取上好蜂蜜适量均匀搅拌，和成面状膏剂配合药物（别嘌醇，每次 0.1g，每日 3 次；贝诺酯，每次 0.5g，每日 3 次）治疗可

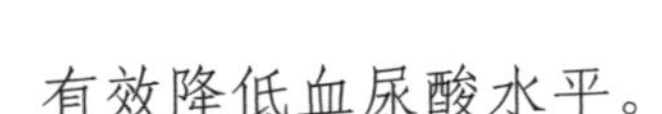

有效降低血尿酸水平。

（3）点线灸法：点线灸法是一种壮医疗法，采用局部梅花穴，以及肾俞、足三里进行点灸，每日3次，配合美洛昔康及小剂量秋水仙碱治疗急性痛风性关节炎效果良好。

应用艾灸疗法应注意，不应着风受凉，保持平和情绪。饭饱酒后、大汗淋漓不宜灸。艾灸后毛孔舒张，故半小时内不宜洗澡，避免寒气乘虚而入。艾灸的功效温和但缓慢，应坚持长期治疗，才能显示一定疗效。

17. 痛风的外治方法还有哪些？

张大妈：中医还有什么其他治疗方法？

英萍医生：中医内外治疗方法种类繁多，应用时可因时制宜、因地制宜、因人制宜。痛风的其他治疗方法还包括穴位贴敷、放血疗法等，现逐一介绍如下。

（1）穴位贴敷。

①痛风膏：胆南星10g，酒大黄30g，苍术15g，薏苡仁40g，怀牛膝，萆薢各15g，风湿热痹加地龙、忍冬藤各15g、土茯苓30g（风寒湿痹去黄柏，加独活、秦艽、防风各10g）。将以上药材磨碎成细粉，过筛混匀，用醋或蜂蜜调和而制成。

取穴：湿热痹者，大椎、风池、曲池、外关、三阴交、阿是穴；风寒湿痹者加风池、足三里、血海、太冲、内庭、阿是穴。

②痛风贴：薏苡仁30g，怀牛膝15g，酒大黄20g，苍术10g，天南星10g，将以上药材磨碎成细粉，过筛混匀，用醋或蜂蜜调和而制成。

取穴：大椎、风池、曲池、外关、三阴交、太冲、血海、阿是穴。

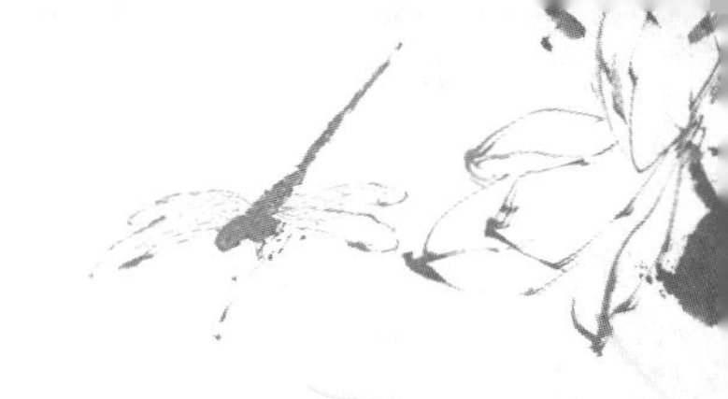

（2）放血疗法。

①梅花针叩刺。取穴：大椎、曲池、合谷、外关、尺泽、阳池、阳溪、腕骨、犊鼻、梁丘、阳陵泉、申脉、照海、昆仑、丘墟、解溪，针法用泻法，大椎用三棱针点刺出血，加梅花针叩刺出血加拔火罐合并围。

②董氏奇穴针刺：针刺取一侧“上三黄”和对侧的“下三皇”，每日交替使用；上肢的关节疼痛针刺取对侧的五虎一、五虎二，下肢的关节疼痛针刺取对侧的五虎三、五虎四；针刺关节疼痛的等高对应点。配合放血疗法：取第5胸椎棘突下至第9胸椎棘突下旁开2寸处，先用拔罐器拔罐5min，再用一次性三棱针点刺出血，然后再拔罐5min。

（3）中药离子导入。

取穴：曲池、外关、合谷、血海、足三里、阴陵泉、三阴交、丰隆。

配穴：掌指关节痛，加用八风、二间、三间、前谷、后溪；腕关节痛，加用阳池、阳溪、阳谷、太渊、神门；肘关节痛，加用手三里、曲泽、小海、少海、尺泽；跖趾关节痛，加用八邪、大都、太白；踝关节痛，加用太溪、解溪、丘墟、商丘；膝关节痛，加用内外膝眼、梁丘、委中。

泻法，留针30min，配合消炎止痛机的电极板将药物（忍冬藤、当归等）的离子经皮肤的组织间隙与细胞间隙送入体内，形成药物离子堆，直接在病变局部发挥作用配合中药离子导入治疗痛风性关节炎。

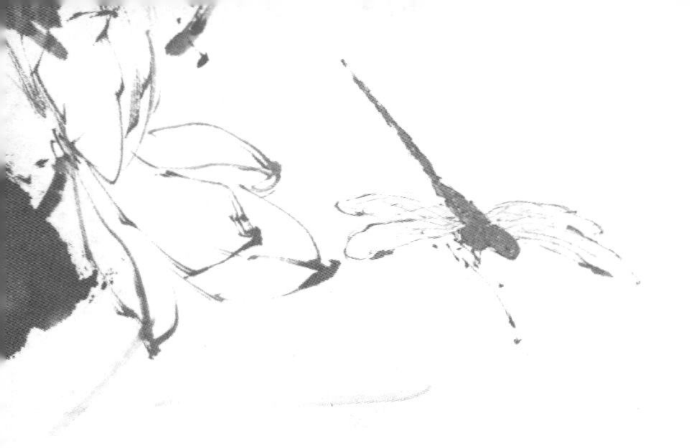

第3章　痛风病的调养与康复

中医诊室

李大爷，今年67岁，20年前被确诊为痛风性关节炎，患病前喜欢吃一些海鲜火锅之类的食物，并且有长期吸烟和饮酒的习惯，自从患病之后，李大爷改掉了自己的不良习惯，不吸烟，不饮酒，但是痛风病并没有完全治愈，20年来也反复发作，让他备感折磨。过年时家里聚会，李大爷一高兴，喝了两瓶啤酒，还吃了很多平时不敢吃的高嘌呤食物。三天之后，李大爷右脚跖趾关节出现了红肿和疼痛，难以忍受。他和家人立刻意识到，痛风病又发作了。虽然只有一顿饭，但造成的后果让李大爷后悔不已，他和家人立刻来到了医院，找到了英萍医生，英萍医生详细询问了病情，并做了相关检查，告诉李大爷，他正处于痛风的急性发作期，和他突然改变饮食习惯有关。经过一段时间的系统治疗，李大爷的病情逐渐恢复稳定水平。

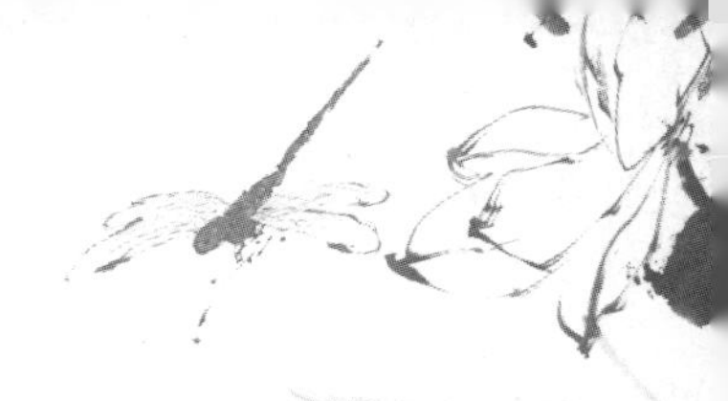

生活中，像李大爷这样的例子并不少见。那么，中医有什么办法可以治疗痛风？痛风的急性发作期有什么方法可以缓解？除了口服药，外用药的疗效怎么样？

下面，我们针对上面的问题逐一介绍痛风的基础知识。

第一讲　中医药疗法

1. 除了服用西药，还有什么别的方法可以治疗痛风呢?

李大爷：我现在的情况，除了服用西药，还有什么别的方法可以治疗吗？

英萍医生：痛风病的治疗不只有口服西药，也可以服用中药，并且采取一定的辅助疗法。我们都知道，痛风病是一种很难完全治愈的疾病，而中医往往可以通过辨证施治做出中医诊断并给予相应的治疗，且往往能取得很好的疗效。同时，痛风病患者在长时间服用降尿酸药及止痛药时，会出现不同程度的不良反应，如果减少药量则会使病情反复，而中医治疗尤其是中药调理可以明显减少西药的不良反应，且不良反应较少，疗效尚可。所以对于西药过敏和不能服用西药的患者，中医治疗就显得尤为重要。中医治疗不只是中药内服，临床医生通常是采用针灸、药物外治法、拔罐、离

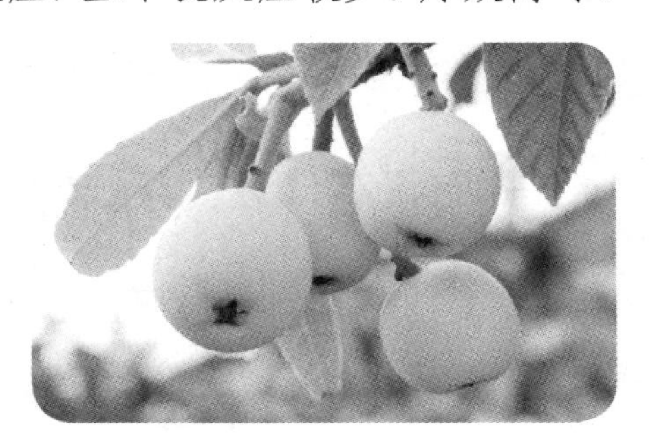

子导入、电磁疗法等综合治疗方法，同时配合中药内服，对于关节疼痛肿胀，功能障碍等痛风病的症状改善大有益处。

2. 中药口服治疗痛风效果好吗?

李大爷：中药口服治疗痛风效果好吗？

英萍医生：中医学对痛风病早有认识，并且对痛风的病因、病机和治疗都有系统的研究。其最大的优势就是辨证施治，通过整体的全身调理来达到综合治疗的目的。痛风病最早见于古籍《灵枢》，在中医学范畴属于痹病，痛风病患者的病情往往容易反复发作，临床上证候也比较多变，中医在治疗的时候多本着“急则治其标，缓则治其本”的原则。临床上很多常用的痛风治法，都有确切的疗效，并且毒性反应比较小。

3. 口服中药一定要去医院开处方吗?

李大爷：那我也想口服一些中药，一定要去中医院找医生给我开处方吗？

英萍医生：我建议你去中医院进行系统的中医治疗。中医治疗疾病讲究辨证论治，每个人的症状和表现都有不同，在开处方的过程中就会有差别，而且在服药期间，病情会有所变化，按时复诊，有助于医生了解病情，并根据病情的变化，对处方进行更改，对疾病的治疗也是非常有好处的。

4. 有没有什么代茶饮的方子适合日常使用呢?

李大爷：每周去医院对我来说有点麻烦，有没有什么代茶饮的方子适合日常使用呢？

英萍医生：如果你正处在急性期和发作期，建议你还是去医院找一个专科大夫对你进行系统的治疗。如果你属于无症状期或发作间期，那你可以采用一些适合自己的代茶饮的方剂，也起到一个预防和保健的作用。下面我给你推荐一些适合日常服用的代茶饮的方剂。

（1）芹菜大枣茶：芹菜250g，大枣10枚，绿茶3g。将芹菜、大枣和绿茶一同放入锅中，加水没过所有材料，大火煮开，小火煎煮半个小时，待凉后代茶饮用。具有降低尿酸，清热平肝，养血降压的功效，适合痛风病患者，以及痛风病合并高血压病的患者。

（2）苦瓜绿茶：苦瓜干5g，绿茶3g，将苦瓜干和绿茶一同用沸水冲泡，代茶饮，具有降低尿酸，清热除烦的功效，适合痛风患者夏季服用。

（3）陈葫芦玉米须茶：陈葫芦15g，玉米须30g，茶叶3g，将陈葫芦捣碎，与玉米须和茶叶混合，用沸水冲泡，加盖闷泡10min左右即可，具有降低尿酸，减肥去脂的功效，适合痛风病患者及痛风病合并肥胖症的患者。

（4）荷叶陈皮乌龙茶：荷叶5g，陈皮3g，陈葫芦5g，乌龙茶5g，将上述材料捣碎并混合，以沸水冲泡，可代茶频饮。具有降低尿酸，去脂化痰的作用，适用于痛风症患者及痛风症合并肥胖症的患者。

（5）红槐菊花茶：红花5g，菊花5g，槐花5g，将上述花材放入茶杯中，以沸水冲泡，加盖闷5min左右，代茶饮。具有降低尿酸，活血去瘀降脂的功效，适用于痛风病患者，以及痛风病合并脑血管疾病的患者。

（6）石菖蒲茶：石菖蒲 15g，乌梅 3 枚，大枣 3 枚，将乌梅与大枣放入锅中，加水煮开，将石菖蒲放入茶杯中，将煮好的乌梅大枣水，倒入茶杯中，闷泡 5min 左右，代茶饮。具有降低尿酸，芳香辟秽的功效。适用于痛风病合并脑血管意外病的患者服用。

（7）防风薏仁茶：生薏仁 30g，防风 10g，将上述两味药材加水煎煮，大火煮开后，小火煎煮半个小时左右，过滤渣滓，取汁代茶饮。具有祛风除湿，宣痹通络的作用，适用于慢性痛风病患者服用。

（8）菊楂钩藤决明饮：杭白菊 6g，钩藤 6g，生山楂 10g，决明子 10g，冰糖适量。将钩藤、山楂、决明子煎汁，约 500ml，冲泡菊花，调入冰糖，代茶饮。本品中菊花、决明子清肝明目而降血压，山楂活血化瘀可降血脂，钩藤清热平肝，可治头目眩晕，对于肝阳上亢、头目眩晕者，最为适宜。

5. 痛风病患者可以喝药酒吗?

李大爷：我看身边得风湿性关节炎的人可以喝药酒，我现在这种情况也可以喝药酒吗？

英萍医生：过量饮酒会导致酒精代谢时合成过多的尿酸，并抑制尿酸的排泄，从而导致尿酸值升高，所以尿酸值偏高，或痛风急性发作期的患者，应避免服用酒精类饮品。但是在尿酸值稳定时，也可以服用一些用中药泡制的药酒，起到一定的治疗作用，但是一定要注意，不能超过规定用量，以免酒精摄入过多导致尿酸升高。考虑到酒精对身体的影响，建议你在服用药酒之前，与自己的主治医生进行沟通，确定自己是否适合服用药酒。下面我会列举一些适合痛风患者服用的药酒。

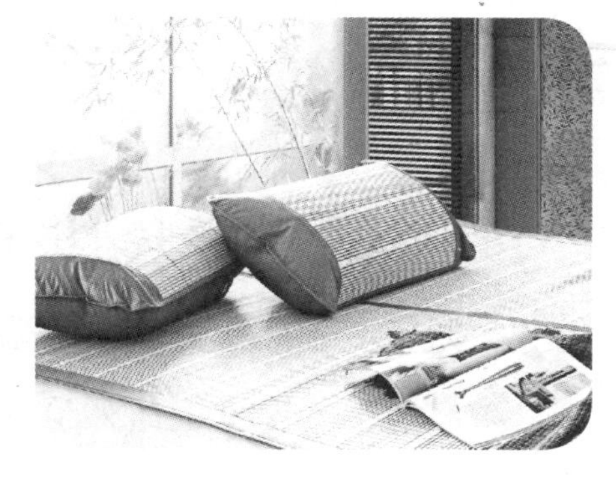

（1）追风酒：牛膝、当归、木瓜、羌活、茯苓、杜仲各15g，蕲蛇、雷公藤各30g，三七、蝉蜕、土鳖虫、红花各6g，枸杞子、地骨皮、川乌、草乌、马钱子各6g，蜈蚣3条，白酒3000ml，将上药共同放入酒中浸泡，1个月之后可以服用，每次服用10ml，每日1或2次，具有活血止痛，祛风通络的作用。

（2）木瓜牛膝酒：木瓜120g，牛膝60g，桑寄生60g，白酒500ml，将上药共同放入酒中浸泡，1周之后可以服用，每次服用10ml，每日1或2次。具有补肝肾，通经络，祛湿止痛的作用。

（3）参苓橘红酒：党参30g，茯苓50g，橘红30g，白酒1000ml，将上述药材共同放入酒中浸泡，1周之后可以服用，每次服用10ml，每日1或2次。具有化痰通络，益气活血的功效。

6. 外用的中药效果怎么样？

李大爷：外用的中药效果怎么样？

英萍医生：中药的外治法效果明确，疗效显著，而且使用安全，毒性反应小，比起其他的治疗方法，更适用于家庭应用。中药外治的主要吸收途径是经络、皮肤和黏膜吸收，局部用药可以直接作用于病灶，能够迅速达到消肿止痛的效果，可以采取膏药、药浴、泡脚，以及溻渍等方法。在条件允许的情况下，采取一些外用的治疗手段，对于疾病的康复有很大的帮助。

7. 什么情况下适合外用中药呢?

李大爷：什么情况下适合外用中药呢？

英萍医生：因为中药外治法是直接作用于体表患处，简单易行，便于患者接受，因为疗效确切，适用于痛风性关节炎的急性期、间歇期、慢性期和缓解期，尤其适用于长期服用抗痛风药，导致的肝肾功能损害，以及口服药耐受差的患者。

8. 有什么适合在家里使用的外用方法吗?

李大爷：有什么适合在家里使用的外用方法吗？

英萍医生：适合家庭的外用方剂，主要要求材料易于获取，处理方法简单易行，便于操作，这样依从性高，坚持使用才能对疾病有良好的效果。下面我会列举一些适合痛风患者使用的外用方剂。

（1）樟木屑外洗方：樟木屑 2000g，加水 2000ml，大火煮沸后，小火煎煮半小时左右，待凉至适宜温度，对患处进行浸洗，每次浸洗半个小时，每日 1 次。适用于痛风病手足关节疼痛者。

（2）六神丸外敷法：六神丸 10 粒左右，碾碎成粉末，加入少量食醋，调和均匀，外涂于关节的红肿热痛部位。适用于痛风急性发作期，见关节红肿热痛，活动障碍的患者。

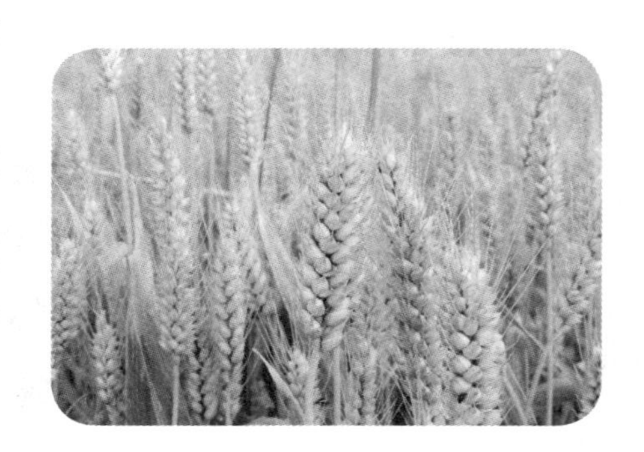

（3）仙人掌外敷方：取新鲜仙人掌适量，去皮去刺捣碎成泥，直接外敷于患处；或去皮去刺后，切成片状，贴敷于患处，每日1或2次。适用于痛风发作见关节疼痛等症。

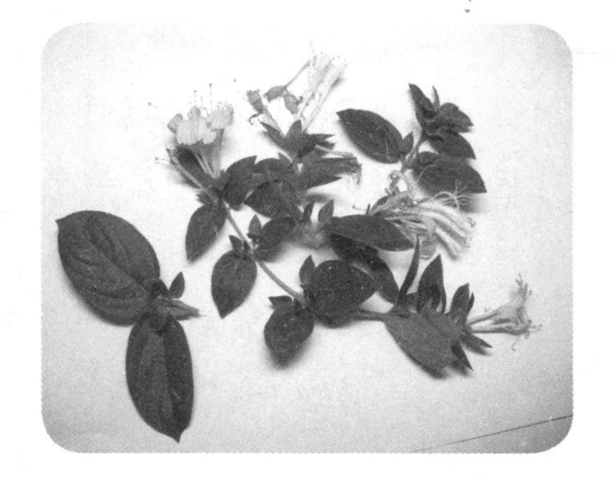

（4）三黄膏：黄连、黄柏、黄芩等份，蜂蜜适量，将上药研成粉末，用蜂蜜调和成糊状，外敷于患处，并用纱布固定，每日1次。具有清热解毒止痛的作用，适用于痛风病关节疼痛者。

（5）威灵仙外敷方：威灵仙200g，食醋适量。将威灵仙研成粉末，每次使用前取适量的威灵仙粉，用食醋调和成糊状，外敷于患处，每日1或2次。具有活络止痛的功效，适用于痛风性关节炎导致的关节肿痛、变形、屈伸不利等症。

9. 无症状期还要使用外用药吗?

李大爷：我现在没有什么特别的感觉，还需要继续使用外用药吗？

英萍医生：由于痛风病不易治愈，迁延日久，所以在没有症状表现的时期，采取一定的外治疗法，可以起到一定的防复发的作用。在无症状期可以采取一些泡脚的方法，方法简单，不止可以防治痛风，也可以起到强身健体的作用。下面我会为你推荐一些泡脚的方剂。

（1）活络止痛方：川芎20g，当归15g，乳香、没药各10g，川牛膝20g。将上药水煎取汁，大火煮开，小火煎煮30min，滤出

药汁，再次加水没过药材，小火煎煮30min，将两次的药汁混合，加热后倒入足浴桶，先用热气熏蒸足部，待温度适宜之后，进行足浴，每天1次，每次半个小时，10天为1个疗程。该方具有活血化瘀，活络止痛的功效。

（2）祛风活血方：鸡血藤30g，忍冬藤25g，苏木20g，独活15g，乌梢蛇15g，白酒50g。煎煮方法同上，将混合后的药汁倒入足浴桶，并加入白酒，先用热气熏蒸足部，待温度适宜后进行足浴，每天1次，每次半个小时，10天为1个疗程。具有祛风活血，清热利湿，通络止痛之功。

（3）樟柳方：樟木屑60g，柳树枝100g，白酒50g，将柳树枝捣碎，与樟木屑一同入锅煎煮，煎煮方法同上，将混合后的药汁倒入足浴桶，并加入白酒，先用热气熏蒸足部，待温度适宜后进行足浴，每天1次，每次40min，15天为1个疗程。具有通络止痛，活血行气，清热除湿的功效。

（4）双蛇止痛方：白花蛇20g，乌梢蛇20g，延胡索30g，川芎20g，桃仁20g，白芷15g。煎煮方法同上，将混合后的药汁倒入足浴桶，先用热气熏蒸足部，待温度适宜后进行足浴，每天1次，每次40min，15天为1个疗程。具有行气止痛，搜风通络的效果。

（5）活血通经方：红花10g，牛膝30g，天麻20g，豨莶草50g。煎煮方法同上，将混合后的药汁倒入足浴桶，先用热气熏蒸足部，待温度适宜后进行足浴，每天1次，每次40min，15天为1个疗程。具有通络止痛，清热利湿的功效。

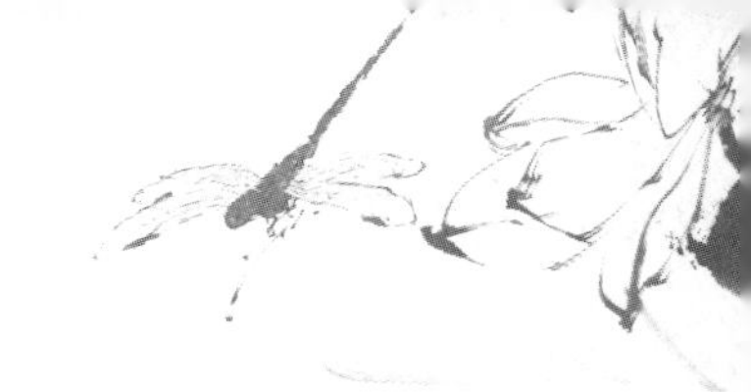

10. 可以让家人一起服用代茶饮吗?

李大爷：我的家人没有痛风，但是为了预防，可以让他们和我一起服用中药代茶饮吗？

英萍医生：痛风具有明显的遗传倾向，在有痛风病患者的家族中，更应格外警惕痛风病的发生，而且后天的因素对于痛风发生也起着至关重要的作用，包括饮食习惯，生活习惯，以及工作强度等。你的家人可以定期进行血尿酸的检查，如果血尿酸高于正常值，就要采取一定的治疗手段。如果血尿酸没有异常，则可以通过改善生活方式，饮食习惯，禁烟控酒，来预防痛风病的发生。已经患有高尿酸血症的患者，也可以通过服用中药代茶饮的方子，来降低尿酸。

11. 有什么方法可以预防并发症吗?

李大爷：听说得了痛风也容易导致其他疾病的发生，有什么中医的方法可以预防吗？

英萍医生：痛风病患者血尿酸值偏高，所以出现肾结石的概率比普通人要高，肾结石会导致腰腹部的疼痛，以及血尿的发生，痛风也可导致尿酸性肾功能不全，这两种疾病极易被误诊误治，所以当患者被诊断出是痛风性肾病的时候，通常都是中晚期，已经失去了治疗的最佳时机。

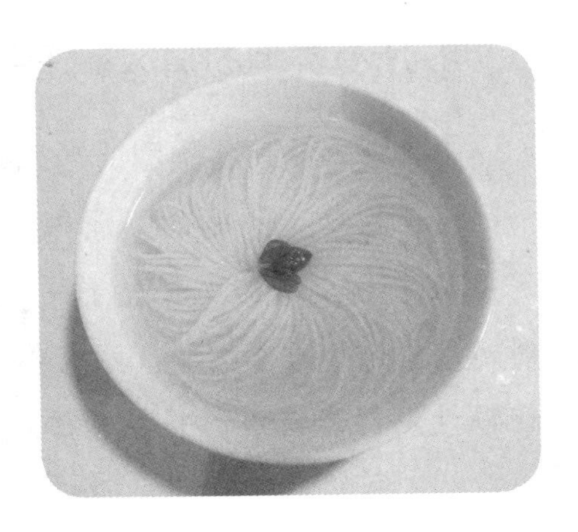

要预防痛风肾的损害，除

了改善饮食以及生活习惯外，还可以辅助一些清热利尿，化石通淋的中药来辅助治疗，例如金钱草，石韦，瞿麦，生薏苡仁，车前子，泽泻等中药代茶饮用，以促进尿酸排出，防止对肾脏的损害。

第二讲　推拿疗法

1. 推拿按摩可以治疗痛风吗?

李大爷：听说推拿按摩也可以治疗痛风，是真的吗？

英萍医生：推拿按摩对于痛风的治疗作用，是综合性多方面的结果，通过推拿按摩可以提高患者的新陈代谢率，从而降低血尿酸。按摩手法直接作用于皮肤和肌肉，能够加速肌肉的营养代谢，加快肌肉组织对多余尿酸的吸收和排泄，有较好的活血止痛功能，并能缓解局部的并发症发作，而且推拿按摩可以提高人体的免疫力，达到扶正祛邪的作用，是一种较好的痛风病的辅助疗法。

2. 所有类型的痛风都适合推拿按摩吗?

李大爷：是所有类型的痛风都适合推拿按摩吗？

英萍医生：不是的。痛风急性期的时候不适合于推拿按摩等疗法，急性期主要表现于关节突然剧痛，发热红肿，如果此时对患处进行推拿按摩，可能会导致局部炎症加重，适得其反。在慢性期对患者进行推拿按摩，则可起到治疗作用。所以痛风的时期不同，采取的治疗手段也不相同，在合适的时期进行合适的治疗，才能有助于疾病的康复。

3. 可以在家进行自我按摩吗?

李大爷：那我可以在家进行自我按摩吗？

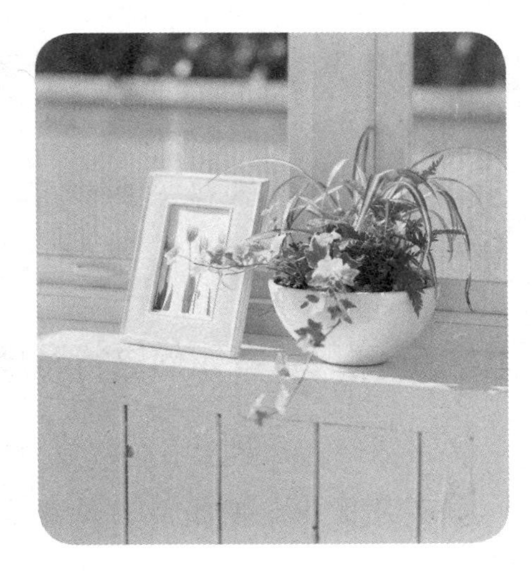

英萍医生：可以。按摩手法简单，易于学习，便于操作，而且不受时间地点的影响，长期坚持的话，对治疗痛风有很大的帮助。采用推法、拿法、按法、摩法、搽法等手法，并根据炎症的程度和疼痛的部位，选取相应的穴位，进行推拿治疗。下面我会推荐一些适合于在家庭中应用的推拿手法及穴位。

（1）按摩风池穴、肾俞穴、手三里，点按肩髃穴、合谷穴，顺着手、足三阴经走行方向，进行揉捏，每次 20min，每日 1 次，10 天为 1 个疗程。适用于各型痛风非急性期。

（2）按揉踝关节及足部各小关节，包括足底部、背侧、跖骨间隙，每次 20min，每日 1 次。适用于痛风慢性期、下肢关节疼痛者。

（3）按揉手背侧合谷穴、阳溪穴、阳池穴、外劳宫穴，以及腕关节和手部各小关节，每次 20min，每日 1 次，10 天为 1 个疗程。适用于痛风慢性期、上肢关节疼痛者。

4. 还有其他的部位可以按摩吗?

李大爷：还有其他的部位可以按摩吗？

英萍医生：还可以进行耳部按摩和足部按摩，耳部和足部都有身体相应脏腑的反射区，按揉相应反射区，也可起到对疾病的治疗作用。痛风通常会累及足部跖趾关节，而且足部有着与身体各部分相对应的反射区，按压相对应的区域，也可以起到治疗疾病和预防疾病的作用。按摩手法主要以按揉，点按，刮压为主，动作要轻柔，循序渐进。

5. 痛风患者如何进行耳部按摩?

李大爷：痛风患者如何进行耳部按摩？

英萍医生：取相应的耳部压痛点，神门、内分泌、肾、脾等穴位，进行按压，每次10min左右，每日1次；或以王不留行籽耳穴贴，贴于穴位处，留置7天左右，可以对王不留行籽进行按压，加强对穴位的刺激。适用于各类型痛风患者。

6. 如何进行足部按摩呢?

李大爷：我应该如何进行足部按摩呢？

英萍医生：

（1）首先取适量的凡士林膏作为按摩膏，避免损伤局部皮肤。

（2）以示指关节刮压肾脏、输尿管、膀胱、尿道反射区，时长5min。

（3）以示指关节刮压甲状腺反射区20次。

（4）以示指关节点按甲状旁腺反射区、肾上腺反射区各30次。

（5）以示指关节按揉肝脏、胆囊、脾脏、胃、肠道、脊椎、生殖腺、坐骨神经反射区共10min。

（6）以拇指按揉病变关节对应的反射区3min。

（7）以拇指点按侠溪穴、血墟穴、陷谷穴、内庭穴、足三里、然谷穴、太溪穴、至阴穴、昆仑穴，各20次。

7. 通过按摩治疗痛风需要注意什么？

李大爷：通过按摩治疗痛风需要注意什么？

英萍医生：按摩时要注意禁忌证，凡处于急性期，有急性传染病，恶性肿瘤，皮肤病表面有溃疡者、烧伤烫伤，有化脓性、感染性和结核性关节炎，有严重的心脏病，月经期，妊娠期妇女，精神类疾病，或年老身体极度虚弱的患者，有骨折骨裂等创伤的患者，禁用按摩疗法。

按摩者的手要保持温暖清洁，修剪指甲，避免指甲过长损伤患者皮肤。

按摩时要使用一些按摩膏作为介质，例如凡士林之类油性稍大的软膏，避免过度摩擦损伤患者的皮肤。

按摩者要注意力集中，全神贯注，才能取得相对较好的按摩效果。

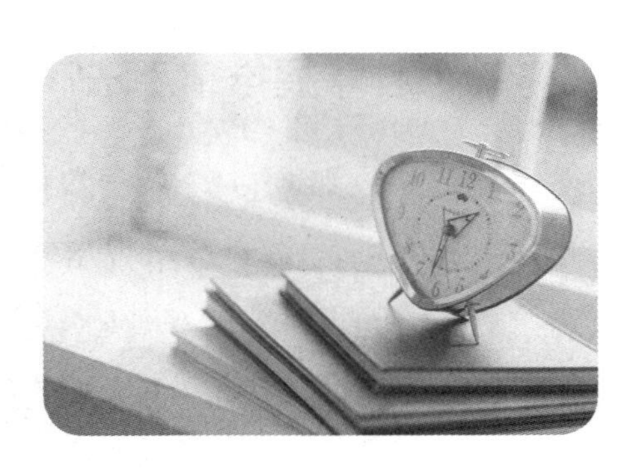

饱餐后、饮酒后、情绪激动时及大量运动后，不可立即进行推拿按摩，应稍事休息，

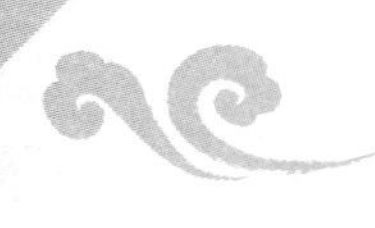

再进行按摩。

按摩的疗程一般以十天至半个月为宜，每个疗程之间可以休息几天，避免连续按摩时间过长，影响疗效。

8. 根据痛风分期的不同，应该怎么选择推拿手法？

李大爷：根据痛风分期的不同，我应该怎么选择推拿手法？

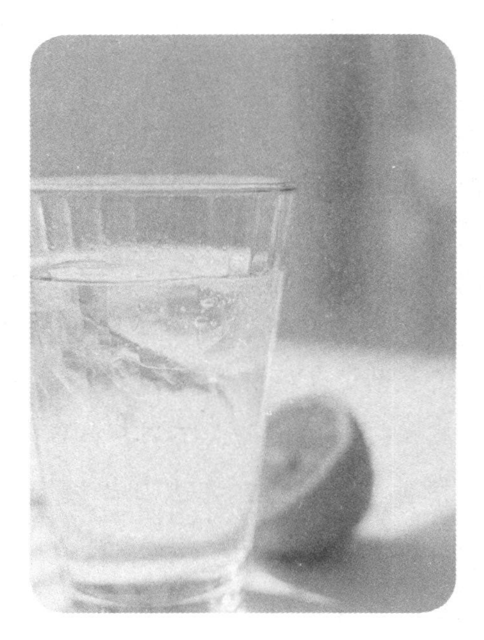

英萍医生：痛风的稳定期和缓解期，病情相对稳定，可以选用𢶍法、揉法、推法、拨法、按法等手法，能够起到治疗疾病和防止疾病复发的作用。

处于急性期和间歇期的患者，往往疼痛剧烈，活动受限，推拿的手法应以轻柔为主，常用的手法有捏法、揉法、推法、按法，目的在于缓解肌肉痉挛，减轻疼痛，以便利于炎症的吸收，但应注意，推拉时，应避开病变部位，以免对病变部位造成损伤。

9. 怎样掌握推拿手法？

李大爷：那我应该怎样掌握这些推拿的手法呢？

英萍医生：简单介绍以下手法。

（1）𢶍法：以手掌背部近小指侧部分贴于治疗部位上，掌指关节略为屈曲，然后进行腕关节最大限度的屈伸及前臂旋转的协同动作，使掌背近小指侧部分在治疗部位上做来回运动。操作时，术者的肩关节放松下垂，肘关节离开躯干15厘米左右；各手指任其自然，不能过度屈曲或伸直，腕关节屈伸幅度要大，使掌背部分1/2的面积接触在治疗部位上。掌背的近小指侧部分是滚法操作的着力点，应紧贴治疗部位上，不宜移动或跳动，腕关节的屈与伸应保持相等均匀的压力，以避免手背与体表撞击。每分钟来回摆动120次左右。

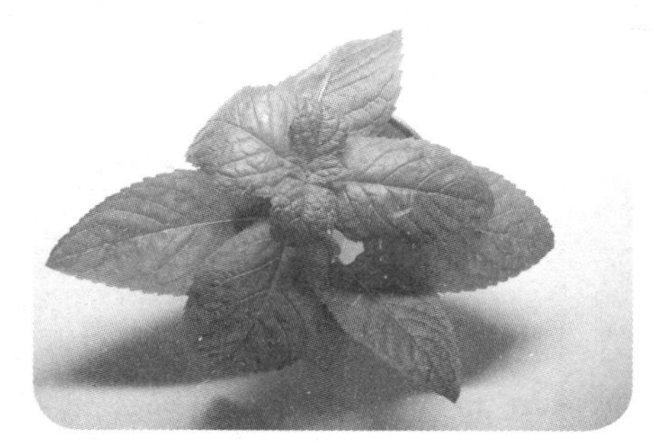

（2）揉法：可分为指揉法和掌揉法，可以根据施术部位的不同选取不同的方法。

①指揉法以指腹吸定在施术部位，着力做轻柔、和缓的旋转揉动，带动皮下组织。指揉法分为拇指揉法：以拇指进行旋转揉动。此法着力均匀、连贯，由轻而重，逐渐扩大范围，旋而不滞，转而不乱，揉而浮悬，动作深沉，作用面积小而集中；以食指、中指进行操作，称二指揉法；以食、中、无名指进行操作，称三指揉法。

②掌揉法以掌根或鱼际部位吸定于施术部位，腕部放松，肘为支点，前臂旋转摆动，带动腕部做轻柔和缓旋揉。掌揉法因手作用的部位不同，又分为鱼际揉法、全掌揉法和掌根揉法。鱼际揉法是以鱼际部位吸定施术部位，持续进行揉动，也可紧揉、慢移的操作，常用于头、面、肩背部；以全掌着力于施术部位，进行揉法，叫全掌揉法，既可吸定一处，又可边揉边缓慢移动，

常用于腹部；以掌根着力进行揉法，称为掌根揉法，主要用于腰臀部。

（3）推法：可分为指推法和掌推法。

①指推法：以拇指端着力于施术部位或穴位上，其余四指置于对侧或相应的位置以固定助力，腕关节略屈并偏向尺侧。拇指及腕臂部主动施力，向拇指端方向呈短距离单向直线推进。指推法中，还可以拇指罗纹面偏桡侧缘为着力面，按上述要领向其食指方向推动，成人名为拇指平推法，与小儿推拿的直推法相似。另外，指推法还可食指、中指、无名指并拢，以其指端部及罗纹面为着力面进行推法操作，称为三指推法。

②掌推法：以掌根部着力于施术部位，腕关节背伸，肘关节伸直。以肩关节为支点，上臂部主动施力，通过前臂、腕关节，使掌根部向前做单向直线推进。推法中，亦常用肘关节的尺骨鹰嘴部为着力面进行操作，为肘推法。肘推法须屈肘，以尺骨鹰嘴突起部着力于施术部位，另一侧手臂抬起，以掌部扶握屈肘侧拳顶以固定助力。其施动过程与掌推法相似，但其运动方向多是向后拉推，以利于力的控制。

（4）拨法：拇指伸直，以指端着力于施术部位，其余四指置于相应的位置以助力，拇指下压至一定的深度，待有酸胀感时再做与肌纤维或肌腱、韧带成垂直方向的单向或来回拨动，若单手指力不足时，亦可以双手拇指重叠进行操作。

（5）按法：可分为指按法和掌按法。

①指按法：以拇指端或罗纹面置于施术部位或穴位上，余四指张开，置于相应位置以支撑助力，腕关节悬屈。以腕关节为支点，掌指部主动施力，做与施术部位相垂直的按压。当按

压力达到所需的力量后，要稍停片刻，即所谓的“按而留之”，然后松劲撤力，再做重复按压，使按压动作既平稳又有节奏性。

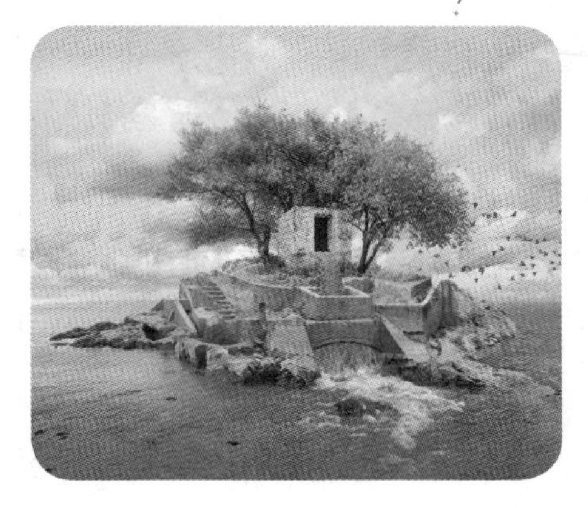

②掌按法：以单手或双手掌面重叠置于施术部位。以肩关节为支点，利用身体上半部的重量，通过上臂、前臂及腕关节传至手掌部，垂直向下按压，施力原则同指按法。按法除用指、掌部操作外，亦可用肘部操作。以肘施按时，当屈肘，以肘的尺骨鹰嘴部为着力面并巧用身体上半部的重量进行节律性按压。按法如去除手法操作的节律性，仅施以一种较长时间的持续压力，则为压法，临床以肘压法常用。

（6）捏法：在适当部位，利用手指把皮肤和肌肉从骨面上捏起来，叫作捏法。操作时手掌自然伸开，四指并拢，每指外展，成钳形，拇指和四指捏着被按摩者肢体，不断地用力做对合动作。操作时移动或不移动均可，但拇指和四指力量要平衡。用力大小要适宜，提捏皮肤不宜太少，且不可拧转。捻动向前需作直线前进，不可歪斜。

10. 可以通过按压的方式来刺激穴位吗?

李大爷：针灸治疗痛风是通过针刺穴位，那么在家庭中应用，是否可以通过按压的方式来刺激穴位?

英萍医生：为了方便操作，我们可以通过指压的方法，来代替针灸。指压法也可以对穴位产生刺激，从而达到预防和治疗的作用，虽然作用效果不如针灸明显，但是简便易行，易于家庭操作，依从性高，容易坚持。

11. 哪些穴位适合日常应用?

李大爷：那么有哪些穴位适合日常应用呢？

英萍医生：下面我会列举一些适合日常应用的穴位。

（1）合谷：位于手背，第1、2掌骨间，当第2掌骨桡侧的中点处。简便取穴方法：以一手的拇指指骨关节横纹，放在另一手拇、食指之间的指蹼缘上，当拇指尖下是穴。

（2）外关：位于前臂背侧，当阳池穴与肘尖的连线上，腕背横纹上2寸，尺骨与桡骨之间。简便取穴方法：伸臂手掌向下，与手背腕横纹中点直上2寸，尺骨和桡骨之间，与内关穴相对。

（3）曲池：在肘横纹外侧端，屈肘，当尺泽与肱骨外上髁连线中点。简便取穴方法：屈肘成直角，在肘横纹外侧端与肱骨外上髁连线中点，完全屈肘时，当肘横纹外侧端处。

（4）大椎：当后正中线上，第7颈椎棘突下凹陷中。简便取穴方法：正坐低头，于第7颈椎棘突下凹陷处取穴。

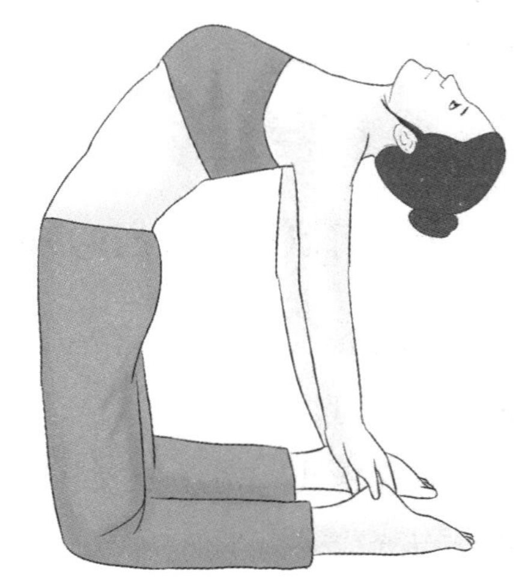

（5）膈俞：背部第7胸椎棘突下旁开1.5寸。简便取穴方法：俯卧位，在第7胸椎棘突下，督脉旁开1.5寸。

（6）脾俞：背部第11胸椎棘突下旁开1.5寸。简便取穴方法：俯卧位，在第11胸椎棘突下，督脉旁开1.5寸。

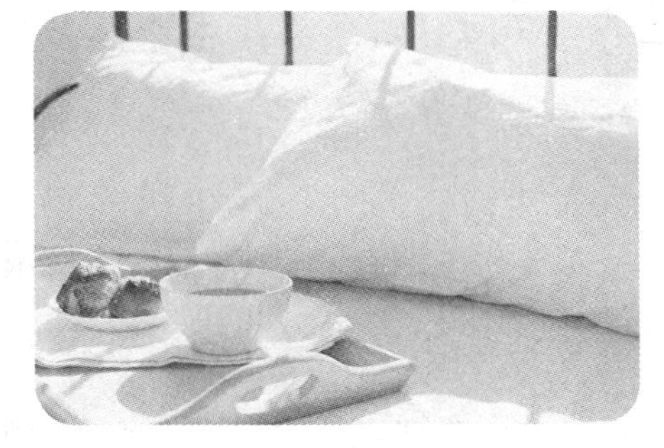

（7）肾俞：在第2腰椎棘突下旁开1.5寸。简便取穴方法：俯卧位，在第2腰椎棘突下，命门旁开1.5寸处取穴。

（8）犊鼻：屈膝，在膝部髌骨与髌韧带外侧凹陷处。简便取穴方法：正坐屈膝位，在髌骨下方，髌韧带外侧凹陷处取穴。

（9）血海：屈膝，在大腿内侧，髌底内侧端上2寸，当股四头肌内侧头的隆起处。简便取穴方法：正坐屈膝位，在髌骨内上缘上2寸。

（10）梁丘穴：屈膝，在大腿前侧，当髂前上棘与髌底外侧端的连线上，髌底上2寸。简便取穴方法：取正坐屈膝位，在膝髌上外缘上2寸凹陷处，当髂前上棘与髌骨外上缘之连线上取穴。

（11）足三里穴：在小腿前外侧，当犊鼻穴下3寸，距胫骨前缘1横指。简便取穴方法：正坐屈膝位，于外膝眼直下3寸，距离胫骨前嵴1横指处取穴。或用手从膝盖正中往下摸取胫骨粗隆，在胫骨粗隆外下缘直下1寸处取穴。

（12）丰隆：在小腿前外侧，当外踝尖上8寸，条口外，距胫骨前缘2横指。简便取穴方法：正坐屈膝位或仰卧位，在条口穴后方1横指处取穴。

（13）三阴交：在小腿内侧，当足内踝尖上3寸，胫骨内侧缘后方。简便取穴方法：取正坐或仰卧位，在内踝高点上3寸，胫骨内侧面后缘取穴。

（14）阳陵泉：在小腿外侧，当腓骨小头前下方凹陷处。简便取穴方法：取正坐屈膝位，在腓骨小头前下方凹陷处取穴。

（15）悬钟：在小腿外侧，当外踝尖上 3 寸，腓骨前缘。简便取穴方法：正坐垂足位或卧位，外踝尖上 3 寸，当腓骨后缘与腓骨长短肌腱之凹陷处取穴。

（16）照海：在足内侧，内踝尖下方凹陷处。简便取穴方法：正坐垂足位或仰卧位，在内踝正下缘之凹陷处取穴。

（17）太溪：在足内侧，内踝后方，当内踝尖与跟腱之间的凹陷处。简便取穴方法：正坐位或仰卧位，在足内踝与跟腱之间的凹陷处取穴。

（18）内庭：在足背，当二三趾间，趾蹼缘后方赤白肉际处。简便取穴方法：取正坐垂足位或仰卧位，在第 2 趾趾关节前方，二三趾缝间的纹头处取穴。

（19）隐白：在足大趾末节内侧，距趾甲角 0.1 寸。简便取穴方法：正坐垂足位或仰卧位，在踇趾内侧，距趾甲角 0.1 寸处取穴。

（20）大都：在足内侧缘，当足大趾本节，第 1 跖趾关节前下方赤白肉际凹陷处。简便取穴方法：正坐垂足位或仰卧位，在踇趾内侧，第 1 跖趾关节前下方，赤白肉际处取穴。

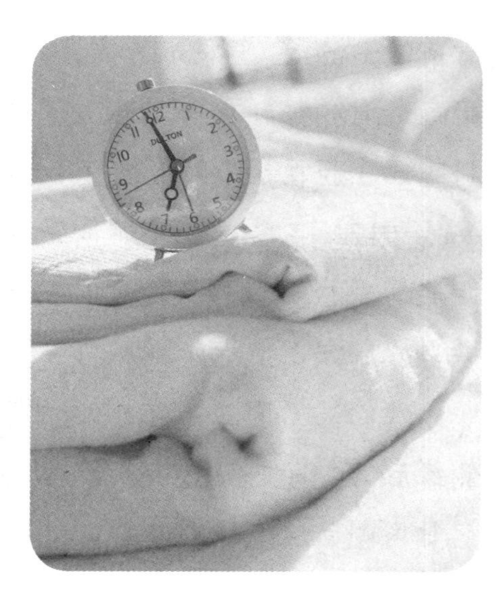

（21）太白：在足内侧缘，当足大趾本节，第 1 跖趾关节，后下方赤白肉际凹陷处。简便

取穴方法：取正坐垂足位或仰卧位，在第1跖趾关节后缘，赤白肉际处取穴。

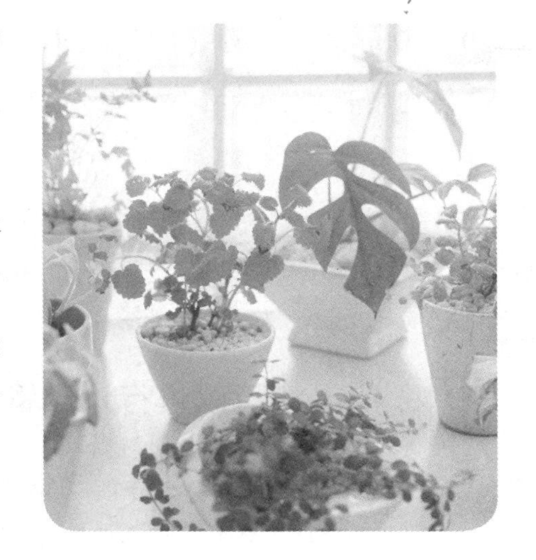

（22）昆仑：在足部外踝后方，当外踝尖与跟腱之间的凹陷处。简便取穴方法：正坐垂足着地或俯卧位，在跟腱与外踝之间凹陷处取穴。

（23）太冲：在足背侧，当第1、第2跖骨间隙的后方凹陷处。简便取穴方法：正坐垂足位或仰卧位，于足背第1、第2跖骨之间，跖骨底结合部前方凹陷处，当踇长伸肌腱外缘处取穴。

（24）行间穴：在足背部，当第1、第2趾之间，趾蹼缘的后方赤白肉际处。简便取穴方法：正坐或仰卧位，于足背第1、第2趾缝端凹陷处取穴。

（25）八风：在足背侧，第1至第5趾间，指蹼缘后方赤白肉际处，一足4穴，左右共8穴。简便取穴方法：患者正坐位或仰卧位，于足五趾各趾缝纹头尽头处取穴。

12. 应该如何进行艾灸呢?

李大爷：我应该如何进行艾灸呢？

英萍医生：首先将艾条点燃，将艾条对准患处及相应穴位，以旋转并缓慢移动的方法，对患处实施灸疗，距离以患者感觉到温热并可接受的位置为准，灸至皮肤湿润潮红为度，时间为

20～30min，在治疗的过程中要注意观察，患者的局部是否有烫伤的情况，如有不适，应立刻停止治疗。

第三讲　导引运动

1. 痛风病可以进行运动锻炼吗？

李大爷：我可以进行运动锻炼吗？

英萍医生：可以，运动是痛风治疗中非常重要的方法之一。运动可以促进血液循环，帮助促进尿酸代谢，对于防治痛风有很大的帮助。通过运动可以起到增加热量的消耗，达到减少体内脂肪，降低体重的作用，对肥胖型的痛风患者十分必要。而且适量的体育运动，可以增强体质，改善心血管功能，对于增强人体免疫力和提高整体健康状况大有益处。

但是当痛风发作时应该停止运动，直至完全恢复后才能继续锻炼，此时如果不注意休息，会导致病情的加重。

2. 可以选择什么样的运动方式呢？

李大爷：我可以选择一些什么样的运动方式呢？

英萍医生：痛风患者可以选择一些简单的运动，比如散步，快走，游泳，骑车，瑜伽，气功，以及中医的传统功法。这些运动的活动量适中，运动时间比较容易把控，坚持运动，对于控制病情有很大的帮助。

同时，痛风患者应避免剧烈的无氧运动。高强度、大运动量、

短时间内的运动项目一般属于无氧运动，比如短跑，跳高，举重，俯卧撑，仰卧起坐，单双杠等。无氧运动主要消耗的是糖类，而且在无氧运动中，肌肉中的三磷腺苷分解，向血液中大量释放肌酐和嘌呤等物质，使血尿酸和血乳酸一过性增高，并抑制肾脏对尿酸的排泄，引起一过性的高尿酸血症。

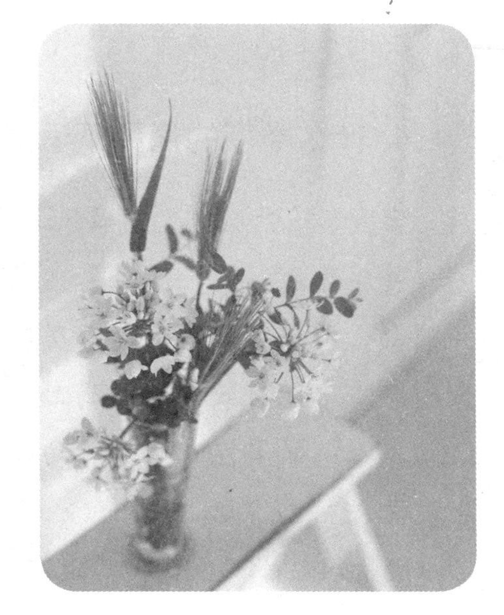

3. 怎样选择运动的时间和地点？

李大爷：运动的时间和地点有什么特殊要求吗？

英萍医生：痛风病患者运动的最佳时间是在下午及傍晚。很多人都喜欢在清晨起床后立即去锻炼，这样的做法是不对的。首先，清晨刚起床时，人体的关节肌肉及内脏均处于松弛的状态，尚不能适应运动，容易对身体造成损伤。其次，晨起时人体血液黏稠度高，加上锻炼时大量出汗会引起水分消耗，从而增加血黏度，容易导致心脑血管意外的发生。最后，清晨空气中二氧化碳的含量比下午时要高，因为夜晚没有阳光，树木的光合作用停止，释放出较多的二氧化碳，对身体不利。而且下午之后人体的内脏功能及血液循环都已稳定，对运动有更好的适应力及耐受力，此时运动会达到最佳的效果。

运动的地点应选择绿化较好，人口密度低，安静清洁的环境，例如公园、郊外、山间、湖旁等。不宜在马路边及噪声大，烟尘大的闹市区进行锻炼。

4. 什么类型的痛风不适宜进行体育锻炼?

李大爷：什么类型的痛风不适宜进行体育锻炼？

英萍医生：处于痛风急性发作期的患者，各种心力衰竭心绞痛及心肌梗死的患者，心房颤动心房扑动等，肝肾功能严重衰竭者，未能有效控制的高血压病，以及并发症为严重足部坏疽的患者，痛风性肾病及肾功能不全者，以上疾病的患者应禁止运动。

有代偿性心脏疾病，严重的心律失常，装有心脏起搏器者，严重的静脉曲张患者，有血栓性静脉炎病史，神经性肌肉疾病，关节畸形并有加重趋势者，也不适合进行体育运动。

5. 运动的过程中应该注意什么?

李大爷：我在运动的过程中应该注意什么？

英萍医生：痛风患者由于关节疼痛，甚至痛风石破溃，会导致四肢疼痛酸软无力，坚持运动锻炼，需要较强的毅力。而且在运动前应该向医生咨询自己的病情，了解自己的心肺功能，以及其他疾病的情况，确定是否可以参加体育锻炼。

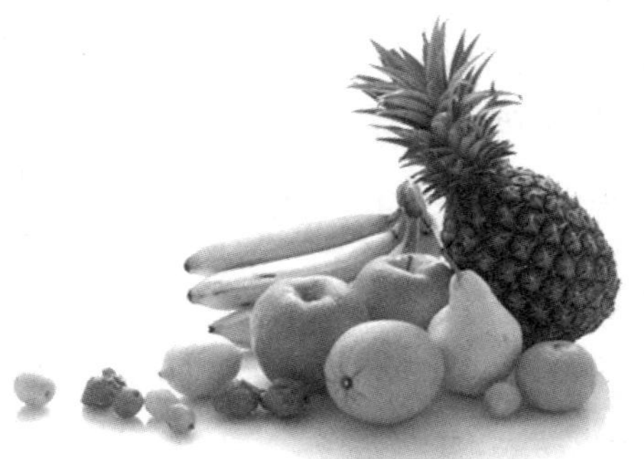

要确定适合自己的运动方式及运动量，选择自己感兴趣而且简单易行的运动方式，刚开始运动时运动量不宜过大，可以逐渐增加运动量，适当延

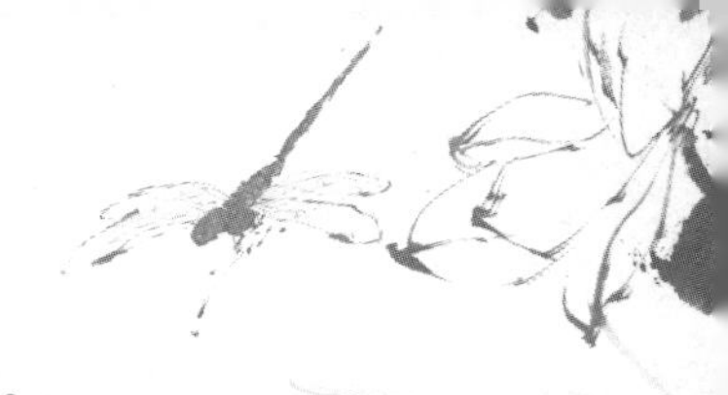

长运动时间，但是不要影响日常的生活习惯和规律。

运动时要注意服饰和鞋子的选择，应选择吸汗透气性能良好的装备，最好选择一些对关节具有保护作用的装备，防止运动过程中对关节处造成损伤。根据气候选择适宜的服饰，可以防止中暑或着凉。

6. 什么类型的功法适合痛风患者练习？

李大爷：中医有很多功法，都适合痛风患者练习吗？

英萍医生：在选择中医的导引功法时，要注意选择运动量稍小，难度比较低的功法，例如五禽戏、八段锦、太极拳等。

五禽戏是东汉名医华佗根据古代导引、吐纳之术，研究了虎、鹿、熊、猿、鸟的活动特点，并结合人体脏腑、经络和气血的功能所编成的一套具有民族风格的健身功法。

八段锦，起源于宋代，是我国传统的健身运动功法，是由八节不同的动作组成，在进行身体动作的同时，也强调行气和集神的重要性。

太极拳历史悠久，流派众多，动作刚柔相济，既可积极防身，又能增强体质、防治疾病。动如“行云流水，连绵不断”，这种运动即自然又高雅，可亲身体会到音乐的韵律，哲学的内涵，美的造型，诗的意境。在高级的享受中，使疾病消失，使身心健康。

7. 如何练习五禽戏？

李大爷：那我应该如何练习五禽戏？

英萍医生：首先进行适当的热身运动。

（1）预备势：起势调息。

动作一：两脚并拢，自然伸直；两手自然垂于体侧；胸腹放松，头项正直，下颏微收，舌抵上腭；目视前方。

动作二：左脚向左平开一步，稍宽于肩，两膝微屈，放松安静站立；调息数次，意守丹田。

动作三：肘微屈，两臂在体前向上、向前平托，与胸同高。

动作四：两肘下垂外展，两掌向内翻转，并缓慢下按于腹前；目视前方。

重复三、四动作两遍后，两手自然垂于体侧。

（2）第一戏：虎戏。

①第一式：虎举。

动作一：接上式。两手掌心向下，十指撑开，再弯曲呈虎爪状；目视两掌。

动作二：随后，两手外旋，由小指先弯曲，其余四指依次弯曲握拳，两拳沿体前缓慢上提。至肩前时，十指撑开，举至头上方再弯曲呈虎爪状；目视两掌。

动作三：两掌外旋握拳，拳心相对；目视两拳。

动作四：两拳下拉至肩前时，变掌下按。沿体前下落至腹前，十指撑开，掌心向下；目视两掌。

重复一至四动作三遍后，两手自然垂于体侧；目视前方。

②第二式：虎扑。

动作一：接上式。两手握空拳，沿身体两侧上提至肩前上方。

动作二：两手向上、向前画弧，十指弯曲成“虎爪”，掌心向下；同时上体前俯，挺胸塌腰；目视前方。

动作三：两腿屈膝下蹲，收腹含胸；同时，两手向下画弧至两膝侧，掌心向下；目视前下方。随后，两腿伸膝，送髋，挺腹，后仰；同时，两掌握空拳，沿体侧向上提至胸侧；目视前上方。

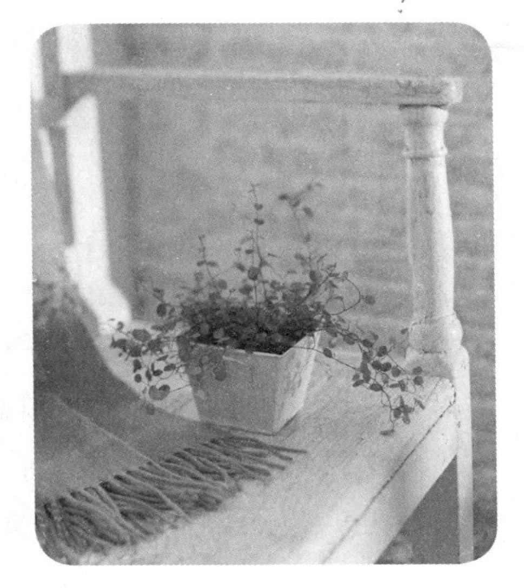

动作四：左腿屈膝提起，两手上举。左脚向前迈出一步，脚跟着地，右腿屈膝下蹲，成左虚步；同时上体前倾，两拳变“虎爪”向前、向下扑至膝前两侧，掌心向下；目视前下方。随后上体抬起，左脚收回，开步站立；两手自然下落于体侧；目视前方。

动作五至动作八：同动作一至动作四，唯左右相反。

重复一至八动作一遍后，两掌向身体侧前方举起，与胸同高，掌心向上；目视前方。两臂屈肘，两掌内合下按，自然垂于体侧；目视前方。

（3）第二戏：鹿戏。

①第三式：鹿抵。

动作一：接上式。两腿微屈，身体重心移至右腿，左脚经右脚内侧向左前方迈步，脚跟着地；同时，身体稍右转；两掌握空拳，向右侧摆起，拳心向下，高与肩平；目随手动，视右拳。

动作二：身体重心前移；左腿屈膝，脚尖外展踏实；右腿伸直蹬实；同时，身体左转，两掌成“鹿角”，向上、向左、向后画弧，掌心向外，指尖朝后，左臂弯曲外展平伸，肘抵靠左腰侧；右臂举至头前，向左后方伸抵，掌心向外，指尖朝后；目视右脚跟。随后，身体右转，左脚收回，开步站立；同时两

手向上、向右、向下画弧，两掌握空拳下落于体前；目视前下方。

动作三、四：同动作一、二，唯左右相反。

动作五至动作八：同动作一至动作四。

重复一至八动作一遍。

②第四式：鹿奔。

动作一：接上式。左脚向前跨一步，屈膝，右腿伸直成左弓步；同时，两手握空拳，向上、向前画弧至体前，屈腕，高与肩平，与肩同宽，拳心向下；目视前方。

动作二：身体重心后移；左膝伸直，全脚掌着地；右腿屈膝；低头，弓背，收腹；同时，两臂内旋，两掌前伸，掌背相对，拳变“鹿角”。

动作三：身体重心前移，上体抬起；右腿伸直，左腿屈膝，成左弓步；松肩沉肘，两臂外旋，“鹿角”变空拳，高与肩平，拳心向下；目视前方。

动作四：左脚收回，开步直立；两拳变掌，回落于体侧；目视前方。

动作五至动作八：同动作一至动作四，唯左右相反。

重复一至八动作一遍后，两掌向身体侧前方举起，与胸同高，掌心向上；目视前方。屈肘，两掌内合下按，自然垂于体侧；目视前方。

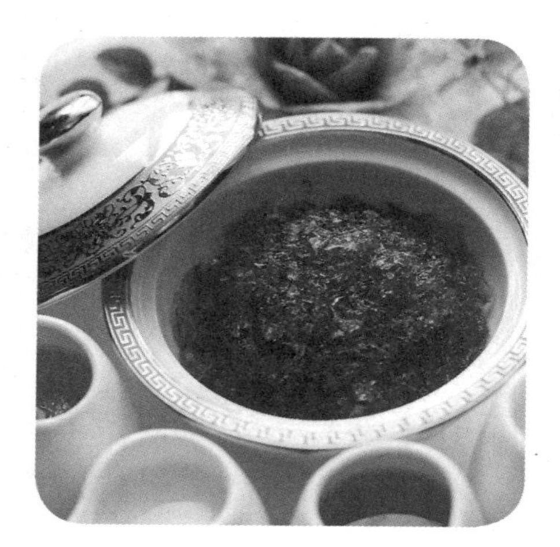

（4）第三戏：熊戏。

①第五式：熊运。

动作一：接上式。两掌握

空拳成“熊掌”，拳眼相对，垂于下腹部；目视两拳。

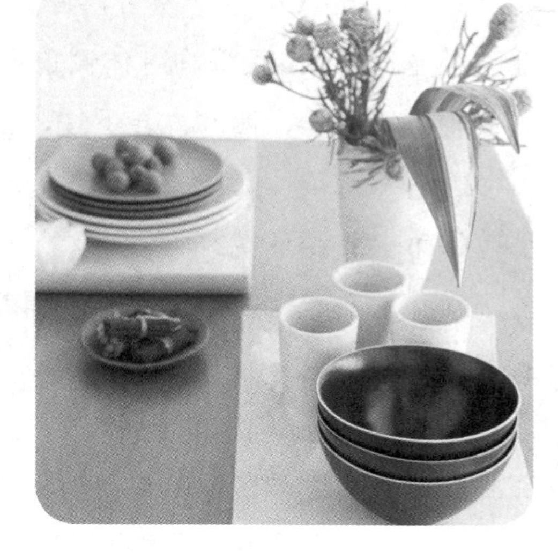

动作二：以腰、腹为轴，上体做顺时针摇晃；同时，两拳随之沿右肋部、上腹部、左肋部、下腹部画圆；目随上体摇晃环视。

动作三、四：同动作一、二。

动作五至动作八：同动作一至动作四，唯左右相反，上体做逆时针摇晃，两拳随之画圆。

做完最后一动作，两拳变掌下落，自然垂于体侧，目视前方。

②第六式：熊晃。

动作一：接上式。身体重心右移；左髋上提，牵动左脚离地，再微屈左膝；两掌握空拳成“熊掌”；目视左前方。

动作二：身体重心前移；左脚向左前方落地，全脚掌踏实，脚尖朝前，右腿伸直；身体右转，左臂内旋前靠，左拳摆至左膝前上方，拳心朝左；右拳摆至体后，拳心朝后；目视左前方。

动作三：身体左转，中心后坐；右腿屈膝，左腿伸直；拧腰晃肩，带动两臂前后弧形摆动；右拳摆至左膝前上方，拳心朝右；左拳摆至体后，拳心朝后；目视左前方。

动作四：身体右转，重心前移；右腿屈膝，右腿伸直；同时，左臂内旋前靠，左拳摆至左膝前上方，拳心朝左；右拳摆至体后，拳心朝后；目视左前方。

动作五至八：同动作一至动作四，唯左右相反。

重复一至八动作一遍后，左脚上步，开步站立；同时，两手自然垂于体侧。两掌向身体侧前方举起，与胸同高，掌心向上；目视前方。屈肘，两掌内合下按，自然垂于体侧；目视前方。

（5）第四戏：猿戏。

①第七式：猿提。

动作一：接上式。两掌在体前，手指伸直分开，再屈腕撮拢捏紧成“猿钩”。

动作二：两掌上提至胸，两肩上耸，收腹提肛；同时，脚跟提起，头向左转；目随头动，视身体左侧。

动作三：头转正，两肩下沉，松腹落肛，脚跟着地；“猿钩”变掌，掌心向下；目视前方。

动作四：两掌沿体前下按落于体侧；目视前方。

动作五至动作八：同动作一至动作四，唯头向右转。

重复一至八动作一遍。

②第八式：猿摘。

动作一：接上式。左脚向左后方退步，脚尖点地，右腿屈膝，重心落于右腿；同时，左臂屈肘，左掌成“猿钩”收至左腰侧；右掌向右前方自然摆起，掌心向下。

动作二：身体重心后移；左脚踏实，屈膝下蹲，右脚收至左脚内侧，脚尖点地，成右丁步；同时，右掌向下经腹前向左上方画弧至头左侧，掌心对太阳穴；目先随右掌动，再转头注视右前上方。

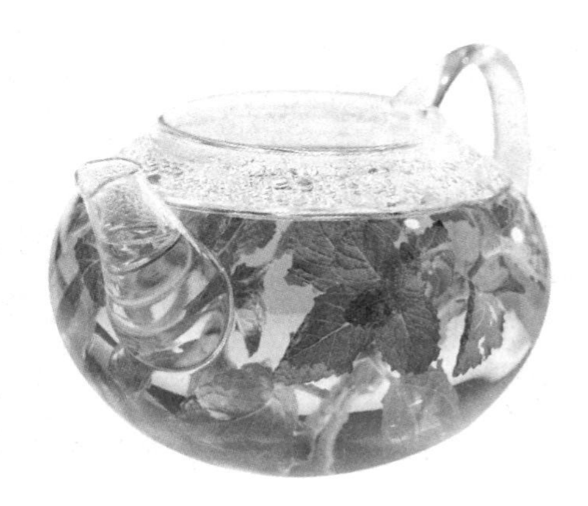

动作三：右掌内旋，掌心向下，沿体侧下按至左髋侧；目视左掌。右脚向右前方迈出一大步，左腿蹬伸，身体重心前移；右腿伸直，左脚脚尖点地；同时，右掌经体前向右上方画弧，举至右上侧变“猿钩”，稍高于肩；左掌向前、向上伸举，屈腕撮钩，成采摘势；目视左掌。

动作四：身体重心后移；左掌由“猿钩”变为“握固”；右手变掌，自然回落于体前，虎口朝前。随后，左腿屈膝下蹲，右脚收至左脚内侧，脚尖点地，成右丁步；同时，左臂屈肘收至左耳旁，掌指分开，掌心向上，成托桃状；右掌经体前向左画弧至左肘下捧托；目视左掌。

动作五至动作八：同动作一至动作四，唯左右相反。

重复一至八动作一遍后，左脚向左横开一步，两腿直立；同时，两手自然垂于体侧。两掌向身体侧前方举起，与胸同高，掌心向上；目视前方。屈肘，两掌内合下按，自然垂于体侧；目视前方。

（6）第五戏：鸟戏。

①第九式：鸟伸。

动作一：接上式。两腿微屈下蹲，两掌在腹前相叠。

动作二：两掌向上举至头前上方，掌心向下，指尖向前；身体微前倾，提肩，缩项，挺胸，塌腰；目视前下方。

动作三：两腿微屈下蹲；同时，两掌相叠下按至腹前；

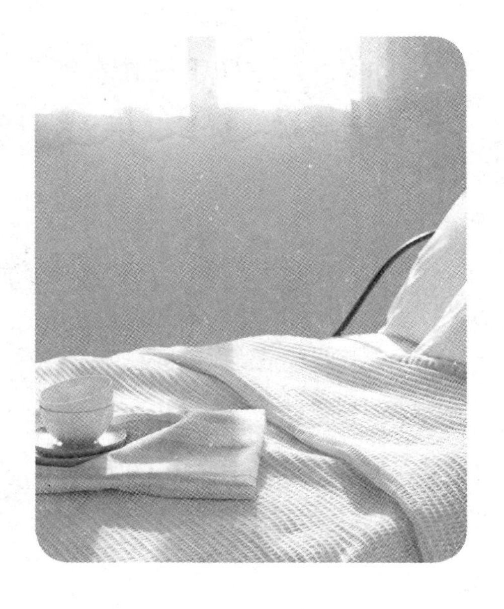

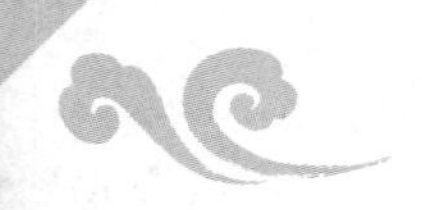

目视两掌。

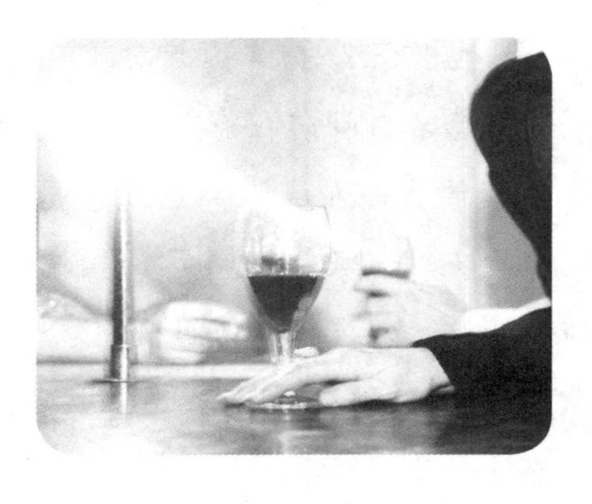

动作四：身体重心右移；右腿蹬直，左腿伸直向后抬起；同时，两张左右分开，掌成“鸟翅”，向体侧后方摆起，掌心向上；抬头，伸颈，挺胸，塌腰；目视前方。

动作五至动作八：同动作一至动作四，唯左右相反。

重复一至八动作一遍后，左脚下落，两脚开步站立，两手自然垂于体侧；目视前方。

②第十式：鸟飞。

接上式。两腿微屈；两掌成“鸟翅”合于腹前，掌心相对；目视前下方。

动作一：右腿伸直独立，左腿屈膝提起，小腿自然下垂，脚尖朝下；同时，两掌成展翅状，在体侧平举向上，稍高于肩，掌心向下；目视前方。

动作二：左脚下落在右脚旁，脚尖着地，两腿微屈；同时，两张合于腹前，掌心相对；目视前下方。

动作三：右腿伸直独立，左腿屈膝提起，小腿自然下垂，脚尖朝下；同时，两掌经体侧，向上举至头顶上方，掌背相对，指尖向上；目视前方。

动作四：左脚下落在右脚旁，全脚掌着地，两腿微屈；同时，两掌合于腹前，掌心相对；目视前下方。

动作五至动作八：同动作一至动作四，唯左右相反。

重复一至八动作一遍后，两掌向身体侧前方举起，与胸同高，掌心向上；目视前方。屈肘，两掌内合下按，自然垂于体侧；目视前方。

（7）收势：引气归元。

动作一：两掌经体侧上举至头顶上方，掌心向下。

动作二：两掌指尖相对，沿体前缓慢下按至腹前；目视前方。

重复一、二动作两遍。

动作三：两手缓慢在体前画平弧，掌心相对，高与脐平；目视前方。

动作四：两手在腹前合拢，虎口交叉，叠掌；眼微闭静养，调匀呼吸，意守丹田。

动作五：数分钟后，两眼慢慢睁开，两手合掌，在胸前搓擦至热。

动作六：掌贴面部，上、下擦摩，浴面 3 – 5 遍。

动作七：两掌向后沿头顶、耳后、胸前下落，自然垂于体侧；目视前方。

动作八：左脚提起向右脚并拢，前脚掌先着地，随之全脚踏实，恢复成预备式；目视前方。

8. 如何练习八段锦?

李大爷：我应该如何练习八段锦？

英萍医生：下面简单介绍一下八段锦。

（1）两手托天理三焦：保持站立姿势，双足自然分开与肩同宽，两臂自然下垂，双目目视前方，放松身体，均匀呼吸，

以舌尖轻舔上腭，保持用鼻呼吸，足趾抓地，足心向上提。双手掌心向上，双臂自左右两侧慢慢上举，至头顶上方时，双手十指交叉，翻掌，掌心向上做托举动作，头向后仰，目视手背；同时双足跟尽量向上提，以脚掌点地，吸气保持片刻。双手十指分开，双臂从两侧徐徐放下，双足跟也徐徐落地，呼气，还原至预备姿势。上述动作反复数次。

（2）左右开弓似射雕：双腿分开呈马步，双手半握拳，平放于胸前，拳眼向上，左手在内右手在外。左手食指与拇指撑开呈八字形，目视左手食指，左手缓缓向左外方拉开并伸直，吸气时头随手传至左侧；同时右手向右侧平行拉至右胸前如拉弓状。还原成预备式，呼气。反方向动作相同，上述动作反复数次。

（3）调理脾胃须单举：保持直立状态，双臂平屈于胸前，十指自然并拢，两掌心向上，指尖相对。翻掌，同时左掌心向上托举，右掌心向下按并吸气。恢复预备姿势，呼气。反方向动作相同，如此反复数次。

（4）五劳七伤向后瞧：自然直立，双手叉腰。缓慢向右侧转头，眼睛看向后方，然后缓慢转头，直视前方。缓慢向左侧转头，眼睛看向后方，然后缓慢转头，直视前方。如此反复数次。

（5）摇头摆尾去心火：双腿分开呈马步式，双手自然放于双膝上，虎口对准身体，上体保持直立。头部及上身前俯深屈，随即做向左侧的弧形

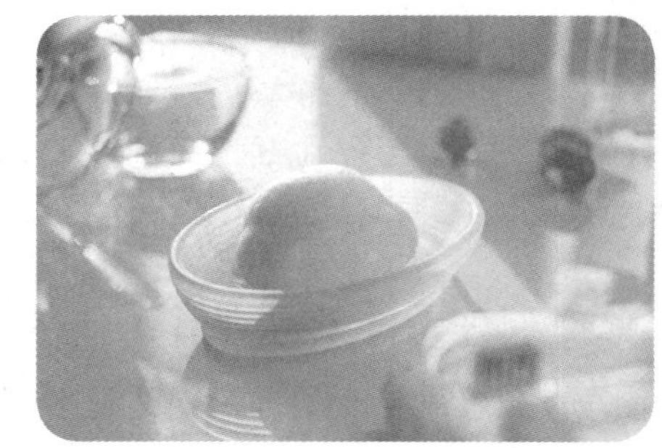

摆动，同时臀部摆向右侧，然后恢复预备姿势。反方向动作相同，如此反复数次。

（6）两手攀足健肾腰：两足并立，双臂平屈于上腹部，掌心向上。身体慢慢前倾，双臂下垂，膝部保持挺直，以双手触摸足尖，稍抬头部。复原呈直立状态。双手置于背后，以手掌抵住腰骶部，身体慢慢向后仰，然后复原成直立状态。如此反复数次。

（7）攒拳怒目增力气：保持马步状态，双手握拳置于腰间，拳心向上，双目圆睁，右拳缓缓向前击出，手臂伸直拳心向下，双手用力握拳，双目睁大，向前虎视。右拳收回至腰间，复原成预备式。反方向动作相同，如此反复数次。

（8）背后七颠百病消：保持直立姿势，以前脚掌支撑整个身体，足跟渐渐离地，如此保持直立状态，感觉头部用力向上顶，足跟落地，复原成立正姿势。如此反复七次。

9. 何谓恰当运动才有利于降低尿酸水平？

张大妈：运动在减脂肪的同时也能降低尿酸么？

英萍医生：我常对一些患者说“生命在于运动”，对大多数人而言，的确如此。因为运动使人快乐，运动使人健康。但是，对于痛风病患者而言，不恰当的或不适宜的运动都会诱发和加重痛风。这是因为：①运动后，大汗淋漓使血液浓缩，尿量减少，而尿酸主要通过肾脏排出体外；②汗液中虽然含有少量的尿酸，但水和钠是汗液中的主要成分，因此出汗越多，尿量越少，血尿酸水平越高；③运动后体内乳酸产生增加，乳酸抑制肾脏尿酸排泄，导致血尿酸水平升高；④运动中受累、受伤、受寒时有发生，而这些又是痛风发作的常见诱因，尤其是关节部位的劳损和受伤更易诱发痛风。因此痛风患者在运动过程中及运动后要及时补充水分，以保证充足的尿量，使得尿酸能够顺利地从肾脏排出。此外在选择运动方式时，一定要尽可能避开关节容易受累、受伤的运动形式，尽可能保护好关节。尽量选择一些中低运动量的有氧运动，并根据自身的体能情况，掌控好运动时间。所以运动也不要盲目哦。

第四讲　物理治疗

1. 可以选用物理疗法来辅助治疗吗？

李大爷：我平时可以选用一些物理疗法来辅助治疗吗？

英萍医生：可以，适合家庭使用的物理疗法有中频电疗法，低频电疗法，红外线光疗法，磁疗，蜡疗，以及沙疗。物理疗法作用于局部患处，能够改善组织营养，止痛，以及加速炎症吸收。市面上可供选择的理疗仪器有很多种，你可以根据自身的情况选择适合自己的理疗仪器，例如中频电疗法对于镇痛的作用非常明显；低频电疗法可以改善局部血液循环及营养状况，通过刺激作用，引起肌肉收缩而达到治疗目的；红外线光疗法是通过红外线的温热效应，提高局部组织温度，扩张血管，促进血液循环，能够消除肿胀，促进炎症吸收；磁疗是以磁场作用于人体局部，通过磁场影响人体的电荷粒子运动，达到镇痛消肿促进血液循环的作用；蜡疗可以改善微循环，加快代谢，

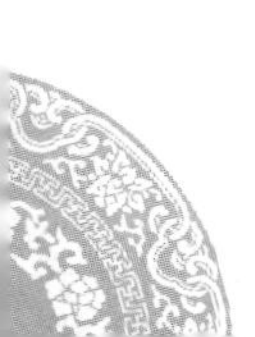

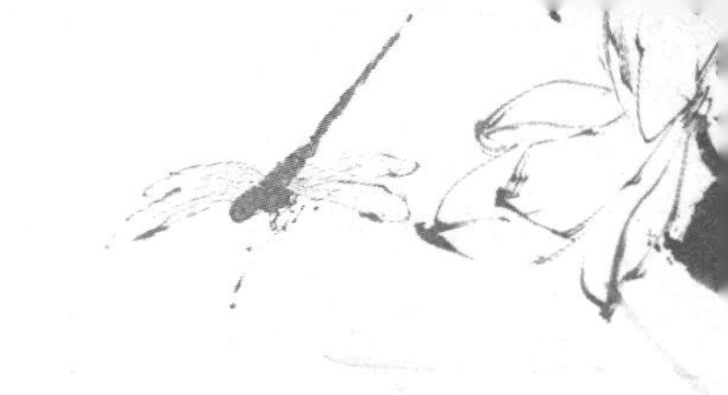

缓解肌肉痉挛。

2. 如何进行中频电疗法，有什么要注意的吗？

李大爷：我应该如何进行中频电疗法，有什么要注意的吗？

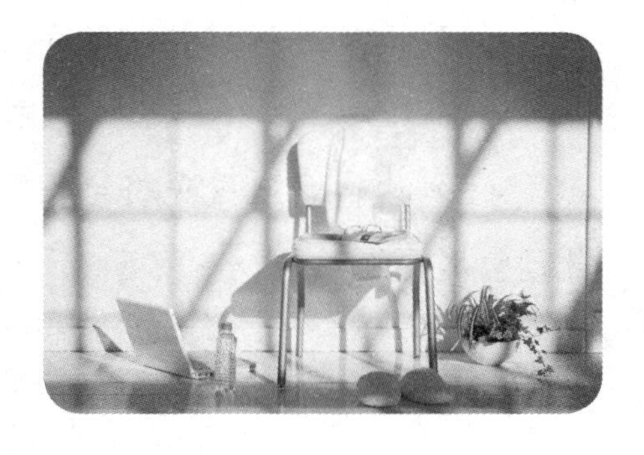

英萍医生：中频电疗法适用于痛风性关节炎的急性发作期间歇期，有止痛和康复的作用，适合于关节疼痛肿胀，功能受限，关节畸形患者。首先将电极妥善固定于治疗部位，然后根据病情选择频率，每次治疗15min，每日1次，10～15天为1个疗程。

在使用中频电疗法时，应注意以下几点。

（1）两组电极不可接触，金属电极和导线不可与皮肤接触。

（2）电流不得穿过心脏及大脑。

（3）有金属异物的身体部位，不可进行中频电疗法。

（4）有急性炎症，出血倾向，内置心脏起搏器，皮肤表面破溃，孕妇，禁用中频电治疗。

3. 如何进行低频电疗法，有什么要注意的吗？

李大爷：我应该如何进行低频电疗法，有什么要注意的吗？

英萍医生：低频电疗法适用于痛风性关节炎的中晚期，以及康复期出现的肌肉疼痛，肌肉萎缩，关节强直及手术后的局部感觉障碍。首先让患者保持舒适的体位，然后将电极置于治疗部位，根据病情的不同，选择不同的电流强度以及频率，每次治疗约 10min，每日 1 次，10 天为 1 个疗程。

在使用低频电疗法时，应注意以下几点。

（1）治疗时应由低强度开始，依据患者的适应性逐渐增大强度。

（2）近期进行过骨关节手术的患者，不宜在手术伤口附近进行治疗。

（3）治疗时应避免将电极置于皮肤破损处，治疗强度不应引起局部疼痛不适。

（4）有急性炎症，出血倾向，内置心脏起搏器，皮肤表面破溃，孕妇，禁用低频电治疗。

4. 如何进行红外线光疗法，有什么要注意的吗？

李大爷：我应该如何进行红外线光疗法，有什么要注意的吗？

英萍医生：红外线可深入人体组织，提高组织温度，扩张毛细血管，从而促进血液循环，加快炎症吸收。适用于痛风性关节炎。各期的关节疼痛肿胀，关节积液，关节畸形以及活动受限。首先预热红外线治疗仪，充分暴露治疗部位，然后将红外线治疗仪移至病变部位斜上方，距离一般在 20 ～ 30cm，根据患者耐受程度进行调整。每次治疗时间约为半个小时，每日 1 次，10 次为 1 个疗程。

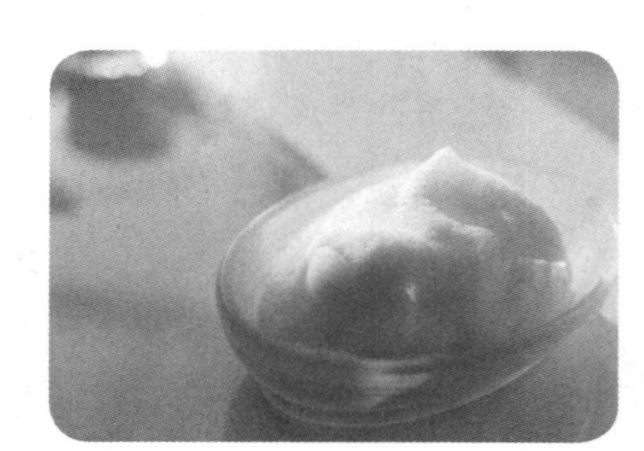

在使用红外线光疗法时，应注意以下几点。

（1）红外线照射过量时

可以引起烫伤，因此，在治疗过程中必须密切监测患者的局部情况，治疗时应避免乱动，以免触碰到治疗设备引起烫伤，治疗过程中如果感觉过热，则应及时调整高度。

（2）治疗过程中应避免直视红外线光源，以免对眼睛造成损伤。

（3）治疗过程中应注意患者身体情况，如出现头晕乏力等不适现象，应停止治疗。

（4）有出血倾向者，恶性肿瘤及肿瘤术后者，严重的心脏病患者，高热期患者，禁止使用红外线光疗法。

5. 如何进行蜡疗，有什么要注意的吗？

李大爷：我应该如何进行蜡疗，有什么要注意的吗？

英萍医生：蜡疗可以改善循环，缓解肌肉痉挛，加上它柔和的压力，可以减少渗出，有消炎、止痛、消肿的作用。适用于痛风性关节炎导致的关节肿痛、关节强直、关节积液等。首先将医用蜡置于容器中，小火加热，使其完全融化，待冷却至适宜温度时，将蜡置于棉布上，然后裹住治疗部位。但不可用毛毯或薄被子进行保温，30～60min后，将蜡剥下。剥下的蜡可以反复使用。

在使用蜡疗时，应注意以下几点。

（1）加热时应避免水分进入锅内，与蜡接触。

（2）重复利用的蜡，需进行消毒之后才能进行下一次的使用。

（3）儿童皮肤细腻，容易烫伤，不宜使用蜡疗。

（4）有出血倾向者，恶性肿瘤及肿瘤术后者，严重的心脏病患者，高热期患者，禁止使用蜡疗。

6. 如何进行沙疗，有什么要注意的吗？

李大爷：我应该如何进行沙疗，有什么要注意的吗？

英萍医生：首先应选取干净无杂质的沙子，将挑选的沙子放入大锅内搅拌加热，待其冷却到适宜温度时，将其放入木盆或木桶中，用量以能没过患处为宜。然后将双足埋于热沙中，保持足底有一定厚度的热沙，不要直接接触容器底部，时间为30min 至 1h，每天 1 次，10 天为 1 个疗程。

在使用沙疗时，应注意以下几点。

（1）治疗用的沙子，应保证干净没有杂质，在用之前应进行消毒处理。

（2）沙疗的温度要适宜，避免过热，造成烫伤。

（3）有出血倾向者，恶性肿瘤及肿瘤术后者，严重的心脏病患者，高热期患者，禁止使用沙疗。

7. 如何进行温泉浴？

李大爷：我应该如何进行温泉浴？

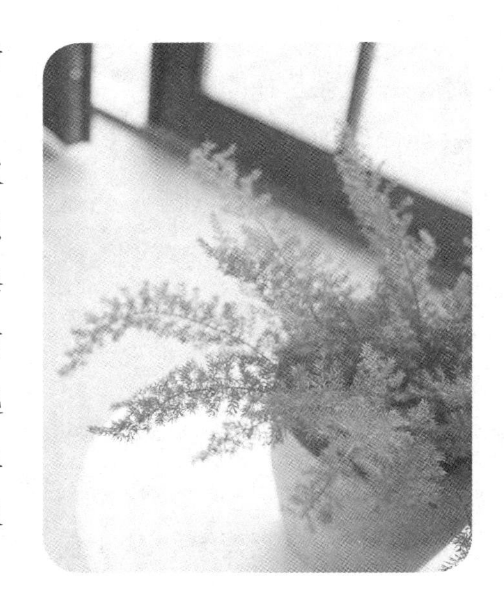

英萍医生：通过浸泡和饮用含碳酸氢钠的温泉水，可以增加尿液中尿酸的排泄量，降低血尿酸，温泉水中的各种有益成分被人体吸收后，可以起到扩张肾脏血管、增加肾脏血流量、促进尿液排出、促进尿

酸代谢的作用。

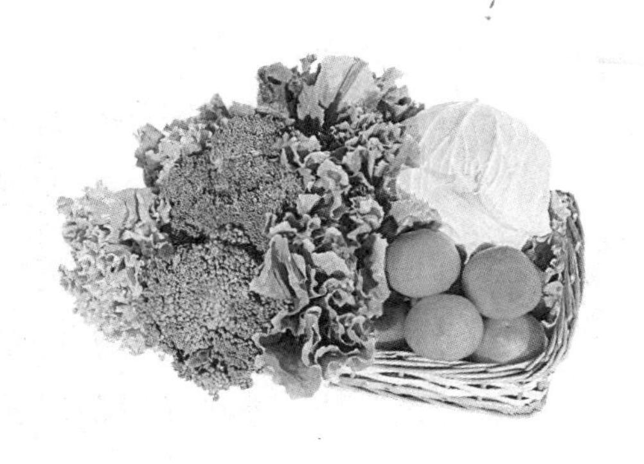

选择弱碱性的温泉，温泉水的温度大概在40℃左右，每次浸泡10～20min，每天1或2次，沐浴后要适当休息，及时补充水分。

8. 音乐疗法对治疗痛风有帮助吗?

李大爷：音乐疗法对治疗痛风有帮助吗？

英萍医生：音乐疗法是通过不同的音乐来调整人的心情，帮助人达到身心健康的状态。由于痛风病是一种慢性的疾病，目前还没有方法根治，需要进行终身治疗，所以痛风病患者通常会有一定的心理负担，对疾病感到恐惧，这种心理状态会加重病情。通过音乐可以调整忧虑，烦躁，易怒，悲伤的情绪，根据患者不同的心理状态，选择不同的音乐，依据患者的精神状态和心情，每日进行半个小时左右的音乐疗法，是治疗痛风的一种可行的辅助治疗。

第五讲　日常调护

1. 痛风病确诊后应该注意哪些问题?

李大爷：我被确诊为痛风病之后，应该注意哪些问题呢？

英萍医生：高尿酸血症及痛风由于患病率明显上升，已成

为我国的多发病及常见病，有很多患者不知道自己得了高尿酸血症和痛风，导致就诊不及时，从而耽误治疗的最佳时机，这对病情的控制是很不利的。一旦被诊断为高尿酸血症或者痛风，应该注意以下几点。

患者应该到正规医院的痛风科门诊进行就诊，根据病情选择应该做的检查，查出痛风的真正原因，以及是否患有其他疾病。

要到正规医院接受专科医生的系统的、规范化的治疗，坚持治疗，按时复查，大多数患者预后良好。不可相信市面上所谓的特效药，以免耽误或加重病情。

在专科医生的指导下，养成良好的生活习惯和饮食习惯，忌食高嘌呤食物，应清淡饮食，多饮水，以促进尿酸排泄。

2. 患者在家中应该怎样进行自我护理?

李大爷：痛风病患者在家中应该怎样进行自我护理？

英萍医生：由于痛风病目前还无法根治，所以大多数患者都需要进行终身治疗。在患病的大部分时间里，患者都要正常的工作、学习，参加社会活动，所以患者的自我护理和家庭护理都非常重要。很多痛风患者之所以病情反复，就是因为没有很好地掌握自我护理和家庭护理的原则，病情发作不仅给个人带来痛苦，也为家庭增加负担。所以痛风患者应掌握正确的自我护理方法，了解痛风病的防治常识，学习饮食疗法，认真了解止痛药和降尿酸药的使用方法，在医生的正确指导下，长期坚持自我护理。患者的家属也应该配合患者的治疗，督促患者维持正常的生活规律，要严格监督患者进行饮食治疗，鼓励患者进行锻炼，观察患者的日常情况。有痛风石破溃的患者，应注意保持患处清洁，做好消毒工作，避免感染。只要痛风病患者及其家属可以坚持良好的护理习惯，疾病就可以得到有效的控制。

3. 怎样预防急性发作？

李大爷：痛风病急性发作非常痛苦，我应该做些什么来预防急性发作？

英萍医生：痛风病急性发作的主要表现为关节的红肿热痛及功能障碍，由于痛风的病因是由于人体内血尿酸的升高，所以控制痛风急性发作，应该以控制血尿酸水平为主。

饮食控制，避免高嘌呤食物的摄入，根据患者的病情、体重及活动量，合理安排三餐。多饮水，保证每日有充足的尿量来排泄尿酸。

注意劳逸结合，不要过度劳累，作息时间要有规律，避免恶劣的工作和生活环境，保持心态乐观情绪稳定。

要戒除不良的生活嗜好，例如吸烟、饮酒等。安排一定时间的体育运动，达到强身健体的目的。

患有其他疾病的患者应该积极治疗，以免病情延误，导致痛风病发作。

定期检查血尿酸，保证血尿酸维持在一个较低的稳定的水平，如果血尿酸值有明显上升，应及时就诊。

在痛风好发的季节，可以适当服用一些药物来预防痛风的急性发作。

4. 规律生活与控制病情有什么关系？

李大爷：我应该保持怎样的作息规律来控制病情呢？

英萍医生：有规律的生活，可以让身体保持在一个最佳的状态，是痛风病患者控制病情发展的最基本的条件。所以痛风病患者要根据自己的具体情况，来安排合理的生活作息时间。

规律生活要做到四个按时，就是所谓的按时起床，按时吃饭，按时运动，按时睡觉。首先要做到三餐按时就餐，运动时间一般在餐后 0.5 ～ 1h 最为适宜，此时血尿酸开始逐渐升高，运动有助于降低餐后的血尿酸，每天保持充足的睡眠，可以让身体得到充分的休息，以此保证日间正常工作生活的规律性。

有很大一部分痛风病患者的工作比较繁忙，生活起居不规律，没有时间运动，睡眠质量不高，这种不健康的生活习惯，很大程度上会加重痛风病的发作，而且也容易导致其他疾病的发生。所以痛风病患者应该学会劳逸结合，放松调节良好的心态有助于战胜痛风。

5. 痛风病患者外出旅游应注意什么？

李大爷：我最近想出门游玩一段时间，有什么需要注意的吗？

英萍医生：痛风病患者在外出旅游或出差的过程中，往往会导致痛风病的急性发作，出现关节的红肿，疼痛，无法活动，从而给外出及旅游带来了很多不便。但有的患者在痛风发作时发现血尿酸并没有异常的升高，也有一部分患者血尿酸高于正常值，但却没有发病。这个现象表明，痛风性关节炎的发作，

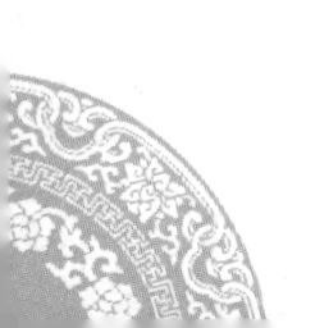

除了血尿酸值的升高，也会受到精神紧张，身体过度疲劳，或者是关节局部受到撞击挤压，肢体长期处在过于寒冷的环境中等因素的影响。

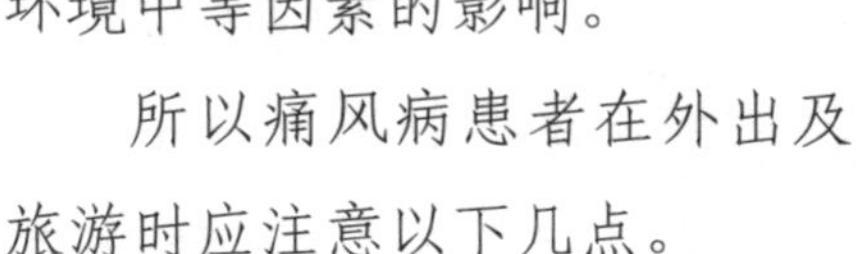

所以痛风病患者在外出及旅游时应注意以下几点。

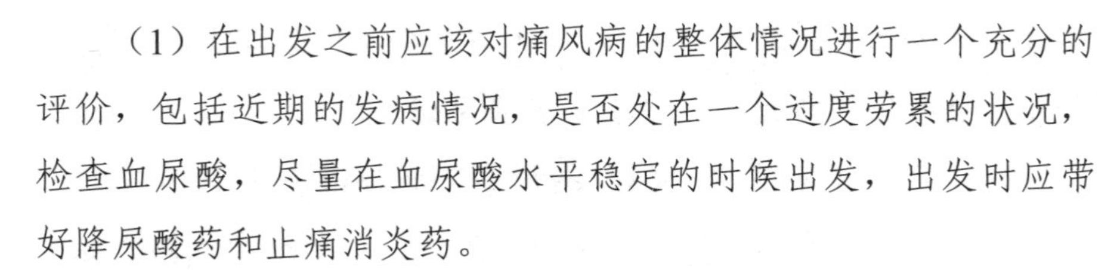

（1）在出发之前应该对痛风病的整体情况进行一个充分的评价，包括近期的发病情况，是否处在一个过度劳累的状况，检查血尿酸，尽量在血尿酸水平稳定的时候出发，出发时应带好降尿酸药和止痛消炎药。

（2）如果血尿酸水平较高，要尽快将其纠正至正常水平；在血尿酸水平正常的基础上，也应正常服用降尿酸药；外出时在饮食饮酒方面也应严格限制，避免食用嘌呤含量高的食物，不可暴饮暴食，要注意劳逸结合，不可过度劳累。

（3）在旅途过程中一旦发病，要及时治疗。痛风病在发作的数小时前，大多数会有先兆，如关节隐隐作痛，发胀，活动不利等，应及时给予药物治疗。

6. 如何进行四季调养？

李大爷：一年四季气候不同，我应该如何按照季节变化调养呢？

英萍医生：春季是万物复苏的季节，也是病毒和细菌重新开始活跃的时候，而且春季气候变化反复，人们更容易感染各种疾病。痛风病患者由于血尿酸值偏高，自身免疫力容易下降，

更有利于病毒和细菌在体内繁殖，从而导致一些感染性疾病的发生。痛风病患者一旦并发感染，会导致更严重的后果。所以我们应增强身体抵抗力，纠正体内代谢紊乱，保持室内卫生，从而避免疾病的加重。

夏季天气炎热，人们往往出汗较多，而且痛风病患者血尿酸值偏高，更容易导致感染性的皮肤病发生。长期处于空调室内，寒冷会刺激人体交感神经，使交感神经处于兴奋状态，从而导致代谢异常，血尿酸升高。室内气温偏低，会导致关节受寒，从而加重病情，所以痛风病患者夏季应谨慎使用空调。

秋季天气逐渐变冷，痛风病患者应该根据自身情况及天气变化，及时增加衣物，避免秋冻引起病情加重。秋季气候干燥，应注意多补充水分，防止皮肤干燥，导致皮肤瘙痒等症。

冬季天气寒冷，大多数人会减少室外活动，痛风病患者要注意保暖，避免由于抵抗力下降导致的上呼吸道感染。由于患者可能末梢神经感觉不敏感，发生冻伤时不易察觉，所以痛风病患者及家属应注意患者手足的异常，及时治疗，以免耽误病情。

7. 家属应如何对痛风病患者进行日常护理?

李大爷：家属在日常生活中应该怎么护理患者呢？

英萍医生：家属在患者的日常护理时应注意以下事项。

（1）陪同患者进行痛风病防治的教育，和他们一起学习掌握相关的基础知识。

（2）根据患者的饮食习惯，制订适合他的饮食方案。

（3）根据患者的身体情况，帮助她选择适合的运动方式、运动时间和运动强度，并根据情况适当改变运动方式。

（4）要做好患者的心理调护，帮助他们克服心理障碍，让他们能够主动积极地参与治疗。

（5）在医生的指导下，患者及家属应按具体的方案进行治疗，此时家属起监督和辅助的作用，从而帮助患者战胜疾病。

（6）家属应按医生指导，监督和帮助患者服药，遵守服药期间的注意事项，并观察患者服药后是否有不良反应。

8. 痛风病患者应如何做好个人卫生？

李大爷：那我应该如何搞好个人卫生？

英萍医生：痛风病患者常处于一个代谢紊乱的状况，导致抵抗力变差，容易导致细菌和病毒的侵犯，从而患上一些感染性疾病，由于患者的体质较差，一旦感染后，不易痊愈，还会加重痛风病情，甚则会导致并发症的发生。所以痛风病患者一定要注意保持个人卫生，要按时洗澡，换洗衣物，从而防止皮肤感染。但洗澡不宜过于频繁，由于痛风病患者多为中老年人，皮脂腺分泌减少，过度洗澡会导致皮肤水分不足，加重皮肤干燥，诱发皮肤瘙痒，抓破后更易感染。除此之外，患者应经常检查自己的皮肤及四肢是否有皮疹、外伤及溃疡等，发现后应及时就医，以免延误病情。痛风病患者衣物鞋袜的选择应以宽松舒适为主，避免穿着过紧的服装，导致血液循环不畅加重病情。

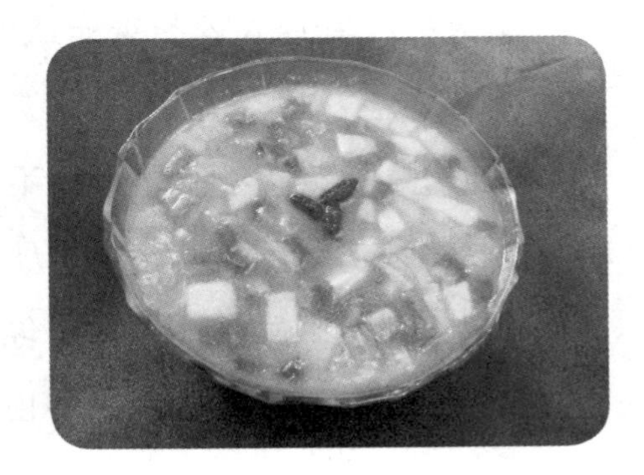

9. 痛风合并关节炎有哪些日常护理措施？

李大爷：痛风合并关节炎

日常护理怎么做？

英萍医生：给你几点日常生活的注意事项。

（1）发作时卧床，抬高患肢，冷敷，疼痛缓解 72h 后方可恢复活动。尽早治疗，防止迁延不愈。应及早、足量使用药物，见效后逐渐减停。急性发作期不进行降尿酸治疗，已服用降尿酸药者发作时不需停用，以免引起血尿酸波动，延长发作时间或引起转移性发作。

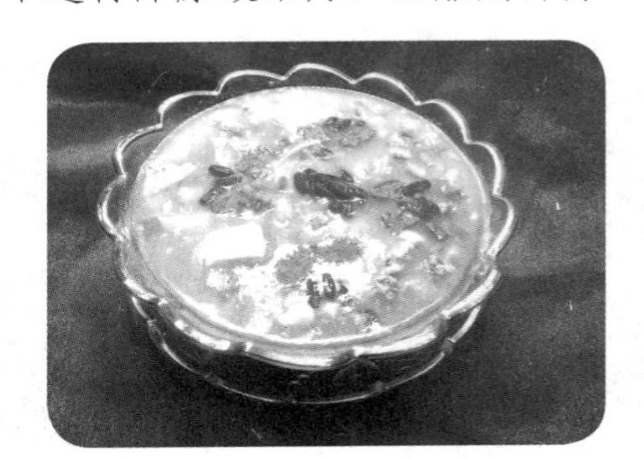

（2）平日里需要饮食的控制。在饮食中，痛风性关节炎不排除有急性痛风发作的可能性，避免最好的方式就是采用正规的饮食方法。

（3）合理的生活作息。患者需要多休息，而不是经常劳累，熬夜，因此在生活作息方面，患者应该有合理的安排。痛风的治疗针对关节炎这一种反应，如果不是特别严重，都可以采用有效的药物方式，坚持将疾病驱除体外。

10. 哪些人容易得痛风？

李大爷：哪些人容易得痛风呢？

英萍医生：古希腊医圣希波克拉底在分析了痛风发生的人群后，提出了三句名言：太监不会得痛风；女人更年期后才会得痛风；年轻男子除非荒淫无度才得痛风。迄今为止，前两句名言仍认为是正确的，唯第三句话则带有片面性，因为已发现青少年可患痛风，某些青少年由于体内先天性缺乏次黄嘌呤－

鸟嘌呤核苷酸转移酶而导致尿酸生成增多而患痛风，这在临床上称为雷 - 奈综合征。发生痛风的人通常是生活富裕，体态肥胖，事业有成，应酬较多的40—60岁男性，这些人常伴有高血压、糖尿病或高血脂。行经期的妇女几乎不得痛风，这是因为女性雌激素有促进尿酸排泄的作用。某些服用利尿药的妇女绝经期后有可能得痛风。尼姑、和尚由于素食则很少得痛风。对于常以美酒佳肴充饥、纵欲过度的青年男士应警惕痛风的发生，一旦突发足趾关节红肿热痛应及时去医院检查血尿酸，并请风湿专科医师诊治，以免误诊误治。

11. 怎样预防痛风?

李大爷：怎样预防痛风?

英萍医生：应做到以下几点。

（1）“对症性”的预防，控制体重，避免劳累，少食或不食含高嘌呤的食物，多食水果蔬菜，根据病情服用降尿酸的药物等。

（2）运动预防，适当的运动对促进新陈代谢、恢复关节功能有帮助，但是要注意剧烈的运动使肌细胞分解释放核酸物质，使血尿酸增高，反会诱发痛风发作。

（3）也有人提出免疫方法，但至今为止，还未有用免疫疗法的案例。

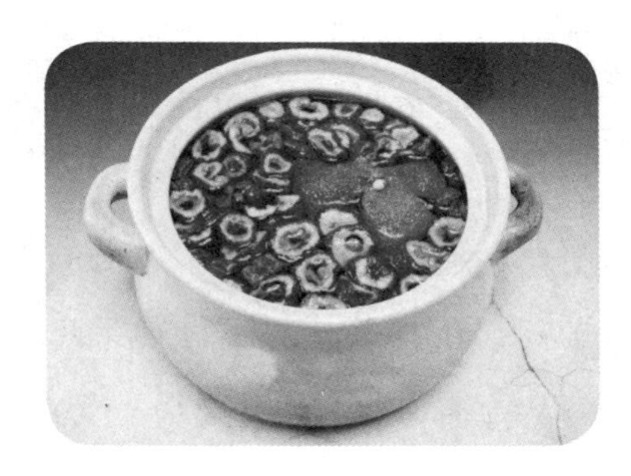

总而言之，劳逸结合，生活规律，饮食清淡，戒忌烟酒，心情舒畅，适当锻炼，定期复

查，合理用药。

12. 发作时的疼痛令我平时总有种惧怕的感觉该怎么办?

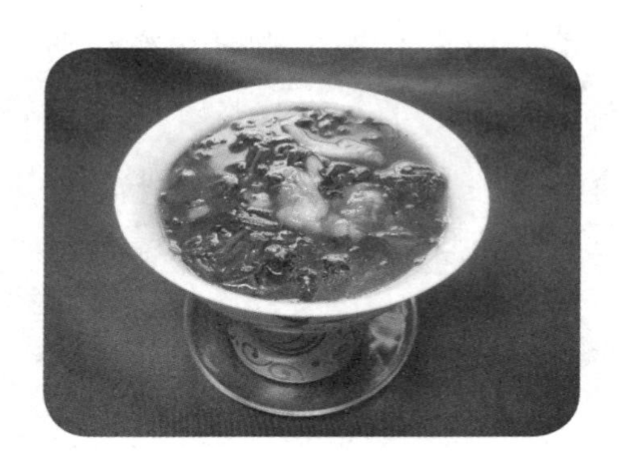

李大爷：大夫，发作的时候太痛了，我平时总有种惧怕的感觉，该怎么办？

英萍医生：患者的心理护理也尤为重要。痛风是终身性疾病，目前只可控制无法根治，在长期的疾病困扰中，患者难免出现各种不良心理，如焦虑、担忧，而若患者长期处于焦虑当中，会引起肾上腺皮质激素、肾上腺素及应激素持续分泌，从而导致血糖不断增加，加重病情。因此做好患者的心理护理是很重要的，要对痛风患者进行心理疏导，需要掌握以下几方面。

第一，应该认识到这样的心理是正常合乎情理的。患者要认识疾病、了解疾病，而作为患者的家属和朋友要理解患者，与患者交流帮其疏导心理。

第二，用哭来发泄自己心中不良的情绪。生活当中我们可能认为哭泣是一种软弱的表现，其实不然，科学研究表明，哭泣是发泄心里苦闷、不适等情绪的良好手段。在不顺心、苦闷、压抑等情况下，如果患者认为有必要，大可痛哭一场，

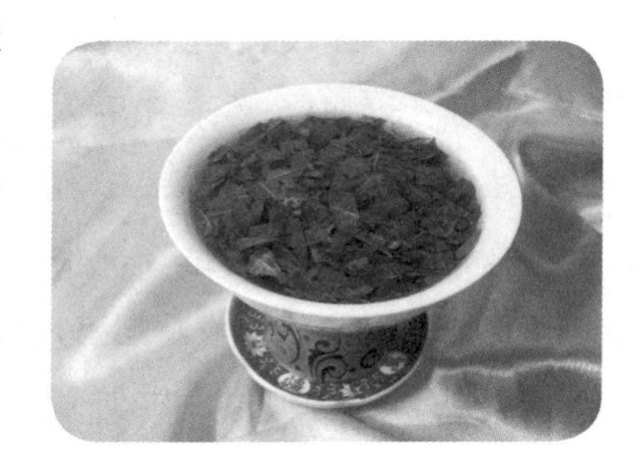

哭泣会有助于缓解这些情绪。

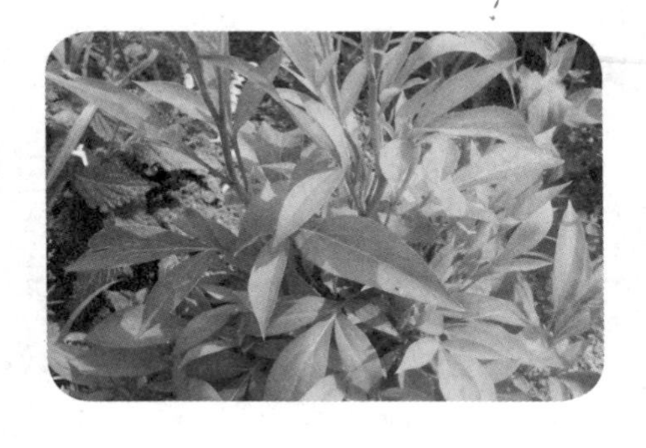

第三，患者要积极主动地和家人朋友沟通。家人、朋友的支持有助于帮助患者树立信心，缓解苦闷。患者要及时将自己的感受、想法告诉家人、朋友和医生，即使你的家人也无法完全了解你的心理、想法。

第四，患者应多做感兴趣的事，陶冶情操。比如多参加户外活动，积极锻炼身体，培养一项兴趣爱好，充实内心世界。

第五，痛风并不是绝症，要对治疗有信心。痛风的确是一种很复杂、治疗很困难的疾病，对患者及家人都有比较大的负担，对家庭生活也会产生比较大的影响。但痛风并不是绝症，是可以治疗的，经过合理的治疗，完全可以像正常人一样生活。

13. 高血压对痛风有影响吗?

张大妈：高血压对痛风有影响吗？

英萍医生：高血压与痛风之间应该说是互相影响的。

痛风对高血压的影响包括：高血压患者如发生高尿酸血症，其血尿酸水平和肾血流动力学有关，能反映高血压引起的肾血管损害的程度，并可作为肾硬化的一个血流动力学指标。病程越长，尿酸越高，病情越重，肾血流损害越重。其机制尚不清楚，可能是通过尿酸钠结晶直接沉积于小动脉壁而损害动脉内膜引起动脉硬化加重高血压。

高血压对痛风病的影响为：一旦痛风病合并有高血压，可影响尿酸排泄，使高尿酸血症更加明显。其机制可能是高血压

本身有引起肾功能减退的趋向，进而影响肾排泄尿酸的功能。

14. 痛风合并高血压时日常要注意些什么？

张大妈：那痛风合并高血压时日常要注意些什么呢？

英萍医生：我给你几点建议。

（1）保健枕降血压。所谓的保健枕就是在枕芯内装入药物来帮助治疗疾病。高血压保健药枕根据中医防治高血压的理论，可以使用野菊花、淡竹叶、青木香、夏枯草、决明子、桑叶、薄荷、川芎、白芍等具有辛凉走窜、芳香清透性能的中草药帮助平肝潜阳、宁心安神、清脑明目从而帮助降血压。

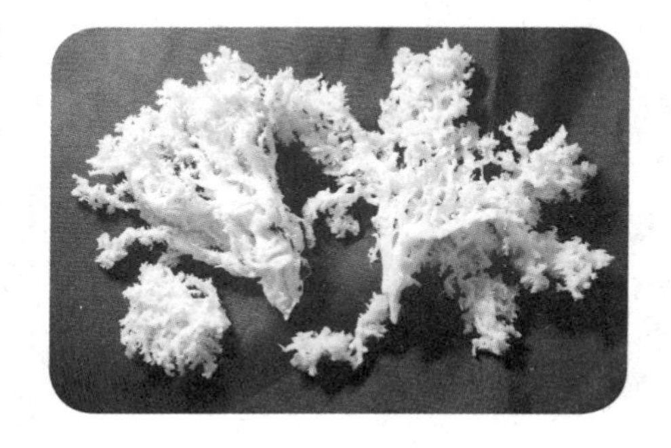

（2）水疗降血压。水疗就是用水的温度、机械性、化学成分等的刺激来达到帮助防治疾病的目的。适合高血压患者的水疗法很多。较为常见的就是足盆浴。可以用中药茺蔚子、桑枝、桑叶适量煎煮之后用中药汤剂浸泡双足以帮助降血压。

第六讲　食疗药膳

1. 痛风“酒肉痛”等别名的由来与饮食的关系是什么？

张大妈：我常听人说痛风是“酒肉痛”“富贵病”“帝王将相病”，为什么这么叫呢，是跟吃得好有关吗？

英萍医生：针对这些民间说法，我们首先要追溯一下这种说法的来源了。相传远在2000多年前的古希腊，希波克拉底年代，就描述过一种以关节急性肿痛并且来去突然的疾病，由于医疗水平的限制，当时认为这是一种邪恶的液体滴入关节腔而造成的关节疼痛。在而后数百年的观察中发现：关节痛常在美酒佳肴后发作，吃喝玩乐是许多患者发病的诱因，生活条件优越者痛风的发生率明显增高。古今中外历史上不少领袖、社会名流都饱尝过痛风的折磨，如：亚历山大大帝，法国国王路易七世、路易十四世，英国皇后安妮，美国总统富兰克林，我国元始祖忽必烈皇帝，宗教领袖马丁路德、约翰卡尔文，以及著名科学家牛顿、哈维，英国大文学家米尔顿等。因此，人们曾认为痛风是“酒肉病”“富贵病”“帝王将相”病。

当今人类处在21世纪的现代文明社会，物质生活水准的提高已超越帝王将相的时代，人们饮食结构的改变，生活节奏的加快，已使得痛风不再是达官贵人的专利，饮食是导致痛风的高发因素，但不是唯一因素。近年来痛风的发作呈逐年上升的趋势，痛风将作为现代文明社会的常见、多发病成为医学界研究的重点。

2. 痛风患者能否吃火锅?

张大妈：大夫，我平时特别爱吃火锅，还能吃火锅吗？许多人都说痛风患者不能吃火锅。

英萍医生：火锅一直是我们告诫痛风患者最碰不得的食物，这是因为吃火锅时大量进食嘌呤含量高的动物内脏、骨髓、牛羊肉、虾蟹等食物，对病情极为不利，有些患者表示只喝汤不吃肉是否可行，针对这一现象有关研究表明这些汤内每 100ml 就含 160 ～ 400mg 嘌呤。肉汤内所含的嘌呤物质比正常饮食要高出 30 倍，所以更不能食用。

3. 嘌呤与尿酸有什么关系？

张大妈：什么是嘌呤，和尿酸有什么关系呢？

英萍医生：嘌呤的来源分为内源性嘌呤，也就是你自己身体内合成的，80% 来自核酸的氧化分解；外源性嘌呤主要来自食物摄取，占总嘌呤的 20%。尿酸在人体内没有什么生理功能，在正常情况下，体内产生的尿酸，2/3 由肾脏排出，余下的 1/3 从肠道排出。体内尿酸是不断生成和排泄的，因此它在血液中维持一定的浓度。正常人每升血中所含的尿酸，男性为 0.42mmol/L 以下，女性则不超过 0.357mmol/L。在嘌呤的合成与分解过程中，有多种酶的参与，由于酶的先天性异常或某些尚未明确的因素，代谢发生紊乱，使尿酸的合成增加或排出减少，结果均可引起高尿酸血症。当血尿酸浓度过高时，尿酸即以钠盐的形式沉积在关节、软组织、软骨和肾脏中，引起组织的异物炎症反应，说到这你应该就明白啦，有了炎症反应自然会产生疼痛，这也成了引起痛风的祸根。

4. 什么是高嘌呤食物？

张大妈：那什么是高嘌呤食物呀？

英萍医生：在海鲜、动物肉等食物中的嘌呤含量都比较高，平均每 100g 中含 100 ～ 1000mg 嘌呤的食物为高嘌呤食物。

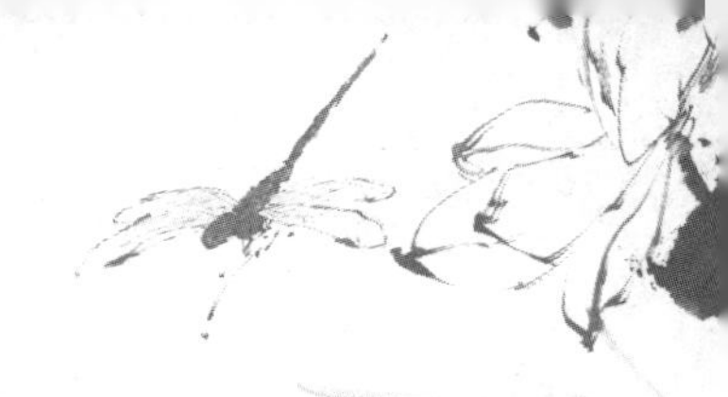

5. 常见的肉类高嘌呤食物有哪些?

张大妈：肉类里哪些高嘌呤食物我不能吃呀?

英萍医生：肉类里面主要有熏火腿、猪肉、牛肉、牛舌、小牛肉、兔肉、鹿肉、鸭、鸽子、鹌鹑、野鸡、火鸡等。

6. 常见的鱼蟹类高嘌呤食物有哪些?

张大妈：鱼蟹类里哪些高嘌呤食物我不能吃呀?

英萍医生：鱼蟹类里面主要有鲤鱼、鳕鱼、大比目鱼、鲈鱼、梭鱼、贝壳类、鳗鱼及鳝鱼等。

7. 常见的蔬菜水果类高嘌呤食物有哪些?

张大妈：蔬菜水果里哪些高嘌呤食物我不能吃呀？

英萍医生：蔬菜和水果中嘌呤的含量不高，除了菜花、菠菜外，比如白菜、卷心菜、胡萝卜、芹菜、黄瓜、茄子、甘蓝、芜青甘蓝、莴笋、刀豆、南瓜、倭瓜、西葫芦、番茄、红薯、土豆及各种水果，都可适量食用。

8. 常见的蛋、乳类高嘌呤食物有哪些?

张大妈：蛋、乳类里哪些高嘌呤食物我不能吃呀？

英萍医生：主要有平时常吃的鲜奶、炼乳、奶酪、酸奶、麦乳精等。

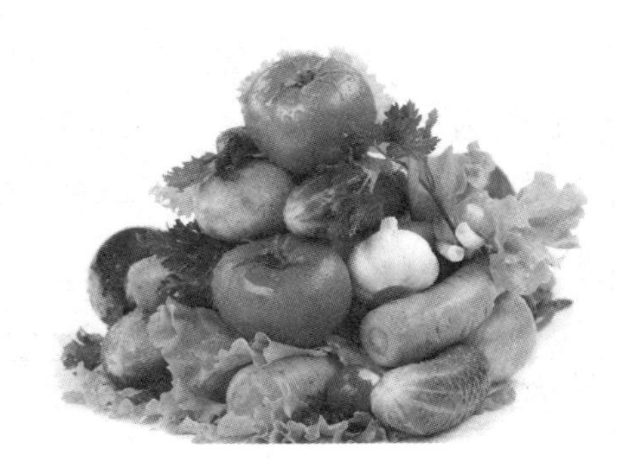

9. 其他嘌呤含量高的食物还有哪些?

张大妈：除了这些还有什么我不能食用呢？

英萍医生：饮品类的汽水、茶、咖啡、可可；其他食物中各种油脂、花生酱、果酱、干果等。

10. 痛风患者允许少量食用的食物有哪些?

张大妈：大夫那我这不是什么好吃的都吃不了了，有没有含嘌呤少的食物可以允许我少吃一点的？

英萍医生：无嘌呤或低嘌呤食物，如精粉、大米、苏打饼干、馒头、面包、奶类及奶制品、蛋类、水果、干果、糖及糖果；除菜花、菠菜等少数蔬菜外，大部分蔬菜，如胡萝卜、芹菜、卷心菜、黄瓜、茄子、西红柿、西葫芦、土豆含嘌呤都很少。

11. 日常食用的低嘌呤食物其嘌呤含量是多少?

张大妈：大夫你说了这么多种我不能吃的东西我也记不住呀，也不清楚这些食物中嘌呤的含量。

英萍医生：我把日常生活中经常食用的含嘌呤高的食物，以及食物中嘌呤的含量给你列一个表格，方便你查找。以下食物单位重量为100克。

食物名称	嘌呤(mg)	食物名称	嘌呤(mg)	食物名称	嘌呤(mg)
肉汁	< 500	蛤蛎	316	白带鱼	391.6
麦芽	< 500	乌鱼	183.2	蚌蛤	426.3
发芽的豆类	< 500	鲢鱼	202.4	干贝	390

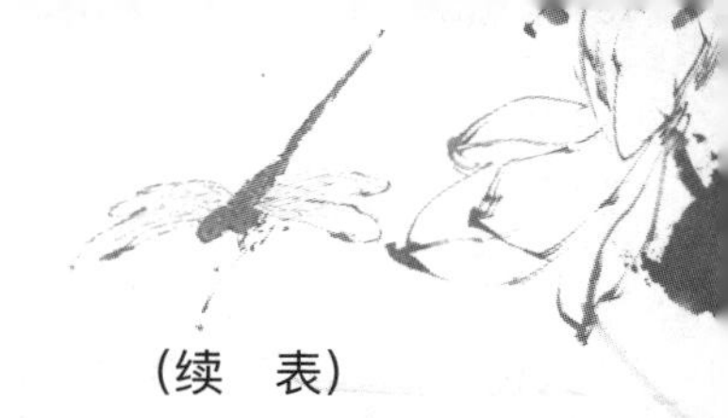

（续　表）

食物名称	嘌呤(mg)	食物名称	嘌呤(mg)	食物名称	嘌呤(mg)
鸡肝	293.5	小鱼干	1538.9	牡蛎	239
鸭肝	301.5	海鳗	159.5	黄豆芽	＜500
猪小肠	262.2	秋刀鱼	355.4	芦笋	＜500
猪肝	229.1	猪脾	270.6	紫菜	274
牛肝	169.5	鸡肉汤	＜500	香菇	214
鳊鱼干	366.7	鸡精	＜500	豆苗菜	＜500
白鲳鱼	238	酵母粉	559.1	皮刀鱼	355.4

12. 如何进行痛风合并高脂血症的日常护理?

张大妈：痛风合并高脂血症日常应该怎样护理呢？

英萍医生：痛风合并高脂血症及肥胖的治疗原则为饮食控制、合理运动及减轻体重。单纯依靠降血尿酸药虽然可以使血尿酸值降至正常，但高脂血症及肥胖并不会随血尿酸下降而改善，因此饮食控制、运动及减轻体重仍是治疗高脂血症的基础。

高脂血症与饮食的关系极为密切，人体脂肪和部分类脂主要来自饮食，只有少部分类脂是在人体合成的，称为内生性脂肪。控制饮食对高脂血症的防治十分重要。

所以你在日常生活中，饮食提倡清淡，以素食为主，宜限制高脂肪、高胆固醇类饮食，如动物脑髓、鸡肝、黄油等。但不提倡长期吃素或完全素食，否则饮食成分不完善，可能会适得其反，引起内生性胆固醇增高。

当这些基础治疗措施在严格执行后仍不能奏效时，则可使用调血脂药及减肥药。

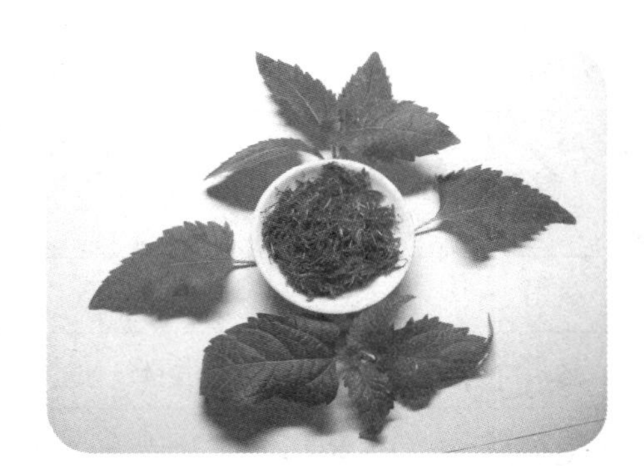

13. 日常饮食中含脂肪高的食物有哪些？

张大妈：那平时吃的东西中包含脂肪高的食物有哪些呢？

英萍医生：首先我们还是先了解一下什么是高脂肪食品。

专业术语解读——高脂肪食品

高脂肪食品是指含脂肪量高的食物。具体表现为油的成分即各种饱和和不饱和脂肪酸，所有含油量高的和油炸过的食物都属于高脂肪食物。

我还像之前那样给你列出一个日常经常食用的高脂肪食物的表格。

几种高脂肪食物（每100g食物含脂肪）

食物名称	含量（g）	食物名称	含量（g）
芝麻	61.7	猪大肠	15.6
花生米	39.2	猪皮	22.7
核桃肉	63.0	牛肉（肥）	34.5
松子仁	63.5	羊肉（瘦）	13.6

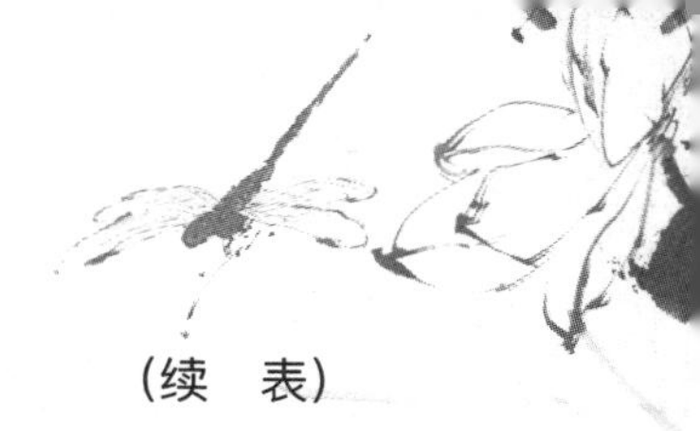

（续　表）

食物名称	含量（g）	食物名称	含量（g）
椰子肉	35.3	黄油	82.5
西瓜子	39.1	酥油	90.2
南瓜子	31.8	鸡蛋	11.6
葵花籽	51.1	鸡蛋黄	30.0
黄豆	18.4	鸭蛋	16.0
黄豆粉	19.2	鹅蛋	16.0
青豆	18.3	猪油	90.0
榛子	49.6	植物油	10.0
猪肉（肥）	90.8	芝麻酱	529

14. 具有降脂作用的食物有哪些？

张大妈：有没有食物是可以起降脂作用的呢？

英萍医生：当然有，我们可以利用这些具有降脂作用的食物，“吃”掉体内脂肪。如葡萄、苹果、大蒜、韭菜、洋葱、冬瓜、胡萝卜、玉米、燕麦、牡蛎、牛奶、香菇，以及富含纤维素、果胶及维生素 C 的新鲜绿色蔬菜、水果和海藻，诸如芹菜、甘蓝、青椒、山楂、鲜枣、柑橘及紫菜、螺旋藻等，均具有良好的降脂作用。

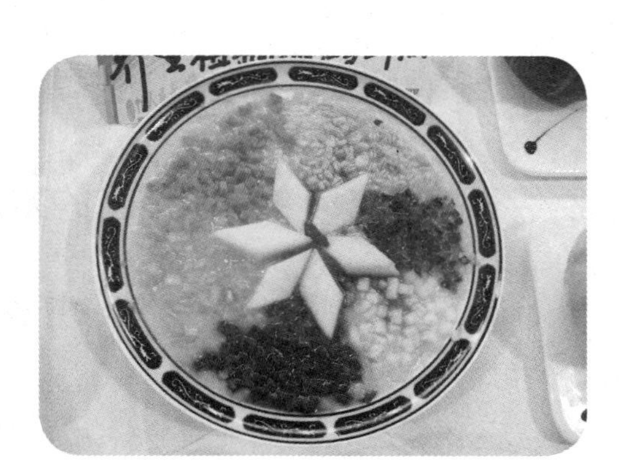

15. 加强锻炼控制体重对控制病情有什么重要性?

张大妈：我体型比较胖，刚才你提到要加强锻炼控制体重，这对控制病情很重要吗？

英萍医生：对很重要，控制体重的意义简单说就是维持身体新陈代谢的平衡，让身体各个组织器官均衡协调的工作。

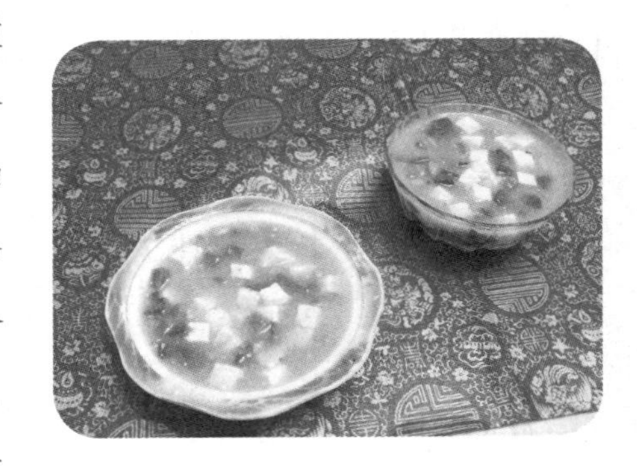

我们刚才也提到过体育锻炼是高脂血症日常调护的一个重要环节，经常体育锻炼能加强体质，加强血液循环，降低血中三酰甘油和胆固醇的含量，还能使低密度脂蛋白降低，高密度脂蛋白增高。高三酰甘油、胆固醇、低密度脂蛋白指标不仅仅是高脂血症的危险因素，同时也能引起动脉粥样硬化等心脑血管疾病，运动可以加速脂肪的运转和排泄过程，也就是说经常的体育锻炼能够降低这些危险因素引起发病的风险。此外体育锻炼能使热能的消耗大大增加，防止体重增加，也有利于高脂血症、冠心病的防治。但是如果合并严重的高血压病、糖尿病、严重的肝肾功能不全的高脂血症患者，应完全禁止运动。

16. 其他科学控制体重的方法还有哪些?

张大妈：控制体重除了控制饮食、加强体育锻炼外，还有哪些科学的健康的方法吗？

英萍医生：我们还可以采用一些中医方法帮助你控制体重，

比如针灸和药膳。针灸是根据个人体质不同取穴调理，常用穴位有中脘、下脘、左右梁门、巨阙、曲池、支沟等。下面我再为你推荐几款药膳。

（1）薏苡仁粥。

组成：薏苡仁 30g，白糖适量作原料。

烹饪方法：将薏苡仁洗净，置于砂锅内，加水适量，再将砂锅置武火上烧沸，后用文火煨熬。待薏苡仁熟烂后加入白糖即成，随意饮食。

功用：能健脾除湿，减肥消肿。

（2）鲤鱼汤。

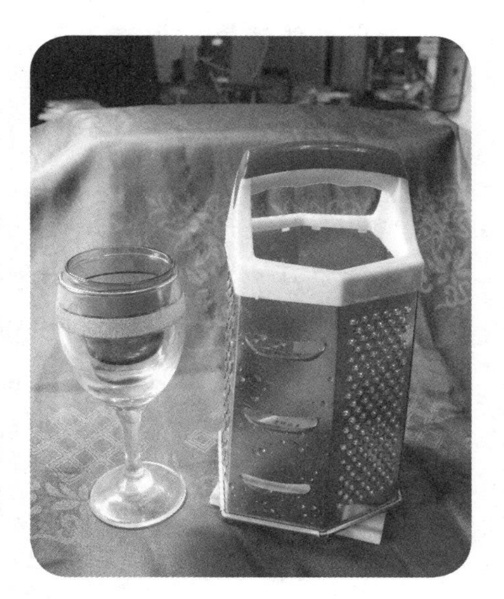

组成：荜茇 5g，鲜鲤鱼 100g，川椒 15g，生姜、香菜、料酒、葱、味精、醋各适量为原料。

烹饪方法：将鲤鱼去鳞，剖腹去内脏洗净，切成小块；姜、葱洗净，拍破待用。把荜茇、鲤鱼、葱、姜放入锅内，加水适量、置武火上烧开，移文火上炖熬约 40min。加入香菜、料酒、味精、醋即成。可单独食用，也可佐餐，吃鱼喝汤。

功用：有利水消肿减肥作用。

（3）冬瓜粥。

组成：新鲜连皮冬瓜 80～100g（或冬瓜仁，干的 10～15g、新鲜的 30g），粳米 100g 为原料。

烹饪方法：将冬瓜用刀刮后洗净，切成小块，再同粳米一起置于砂锅内，一并煮成粥即可（粥内不要放盐）。或先用冬瓜仁煎水去渣，再放净粳米煮，每天早晚两次食，常食有效。

功用：能利尿消肿，减肥降脂。

（4）荷叶粥。

组成：鲜荷叶1张（约200g）、粳米100g、白糖适量为原料。

烹饪方法：将米洗净，加水煮粥。临熟时将鲜荷叶洗净覆盖粥上，焖约15min，揭去荷叶，粥成淡绿色，再煮沸片刻即可。服时酌加白糖，随时可服。

功用：能清暑，生津，止渴，降脂减肥。

（5）红焖萝卜海带。

组成：海带、萝卜适量，丁香、大茴香、桂皮、花椒、核桃仁、素油、酱油各适量为原料。

烹饪方法：将海带用水浸泡1天1夜（中间换2次水），然后洗净切成丝、萝卜亦切成粗丝。将素油烧熟，加海带丝炒几下，放入丁香、大茴香、桂皮、花椒、核桃仁、酱油及清水烧开，改中大火烧至海带将烂，再放入萝卜丝焖熟即可食用。

功用：能利水消气，减肥。

（6）清宫仙药茶。

组成：上等茶叶3g，紫苏叶、石菖蒲、泽泻、山楂各12g。

烹饪方法：后四药研粗末，与茶叶混合，收贮备用。每次适量，开水泡，当茶饮。

推荐理由：消脂减肥，可用于治疗单纯性肥胖症和高脂血症。

（7）山楂荷叶参粥。

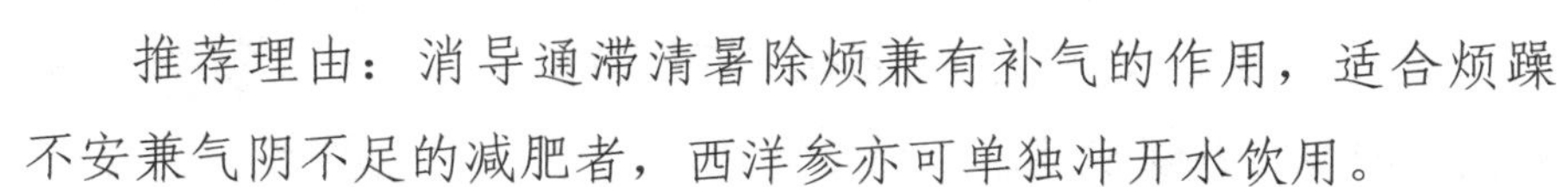

材料：山楂15g、新鲜荷叶一张（或荷叶15g）、西洋参5g、粳米100g。

用法：上药料加入清水，熬成稀粥食用。

推荐理由：消导通滞清暑除烦兼有补气的作用，适合烦躁不安兼气阴不足的减肥者，西洋参亦可单独冲开水饮用。

（8）莲子瘦身汤。

材料：莲子30g，芡实30g，薏苡仁50g，龙眼肉8g，猪肉300g，蜜枣2颗。

烹饪方法：猪肉洗净后飞水；所有材料清洗干净；用10～12碗水煮开后，加入所有材料，先用大火煮10min；再转小火煮2h，调味即可。

推荐理由：此汤能补脾化生气血，促进血液循环，更可令面色红润。汤中的龙眼肉有补气益血之功效，莲子能养心健脾，而薏苡仁则有美白及消肿的功效。健脾益气、补血润肤、美白肌肤、改善肥肿。

（9）三花减肥汤。

材料：玫瑰花、茉莉花、玳玳花、川芎、荷叶各9g。

做法：先将以上原料研成末，每天服用1包，每天2或3次，注意是用80～100℃的水冲泡。

适合人群：单纯型肥胖症人群。

（10）海藻轻身汤。

材料：海藻、薏苡仁各12g，夏枯草、山楂、泽泻各15g，

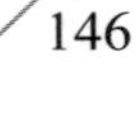

茵陈、柴胡各9g，白芥子6g，甘草5g。

方法：上药共放入清水煎取200ml，每次口服100ml，每日2次。

功效：化痰祛脂，健脾利湿，调理气机，主治女性青年肥胖症。

（11）杞菊桑寄生减肥茶。

材料：杭菊9g、枸杞子9g、淮山药15g、桑寄生3g、红糖适量。

做法：将材料洗净加五碗水煎30min，放入红糖后再煎10min即成，代茶饮用。

推荐理由：适合因肾脾虚而引致的血压高及血脂高人士，腰膝酸软、便溏食少、疲倦乏力、视物不清或眼睛干涩等。

大妈，上面为你介绍的是几款中医减肥的药膳，药膳发源于我国传统的饮食和中医食疗文化，是在中医学、烹饪学和营养学理论指导下，严格按药膳配方，将中药与某些具有药用价值的食物相配，采用我国独特的饮食烹调技术和现代科学方法制作而成的具有一定色、香、味、形的美味食品。简言之，药膳即药材与食材相配而做成的美食。它“寓医于食”，是中国传统的医学知识与烹调经验相结合的产物，既将药物作为食物，又将食物赋予药用，药借食力，食助药威，两者相辅相成，相得益彰；既具有较高的营养价值，又可防病治病、保健强身、延年益寿。这些减肥食谱不仅能减肥，还可以调理你的身体，减肥、保健一箭双雕。

17. 血糖高与痛风有什么关系？

张大妈：我平时血糖会高，和痛风病有关系吗？

英萍医生：是有一定关系的。痛风与糖尿病都是代谢综合

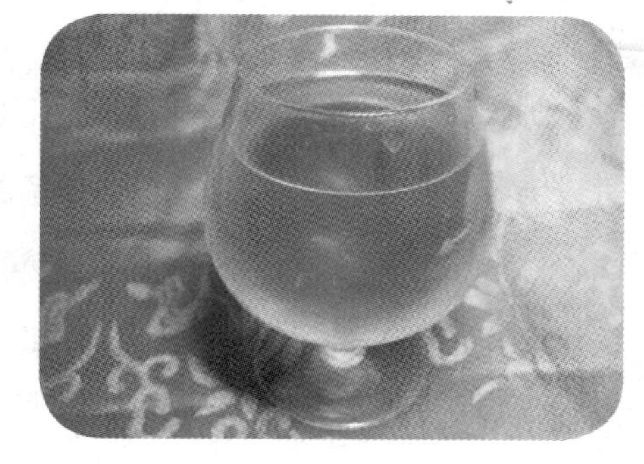

征的组成部分，它们常常相伴而生，并且相互影响，共同发展。尤其是2型糖尿病和痛风在发生、发展过程中有很多相同之处。可以说，痛风与2型糖尿病如出一辙。

（1）两者都有遗传倾向，痛风和2型糖尿病遗传现象都普遍存在，痛风的遗传因素已被公认，是多基因常染色体显性遗传，有10%～25%的痛风患者有家族史。而糖尿病患者的子女患糖尿病的概率也明显增高。

（2）痛风和2型糖尿病都被称为“富贵病”，与营养过剩，饮食结构不合理，饮酒过多、运动减少、身体肥胖有密切的关系。

（3）两者发病情况相似，目前都在暴发流行和发展中。据统计，中华人民共和国成立之初，痛风在我国属罕见或少见病，在改革开放生活水平明显提高后，痛风发病率明显增加，现在已成为常见病。糖尿病也有着类似的发展轨迹，20世纪70年代，我国糖尿病的患病率不足1%，到现在我国经济发达的城市的患病率已超过7%。痛风与糖尿病发病的地域也存在相似之处，即沿海城市高于农村。因此痛风与糖尿病可以说是“亲如姐妹”，

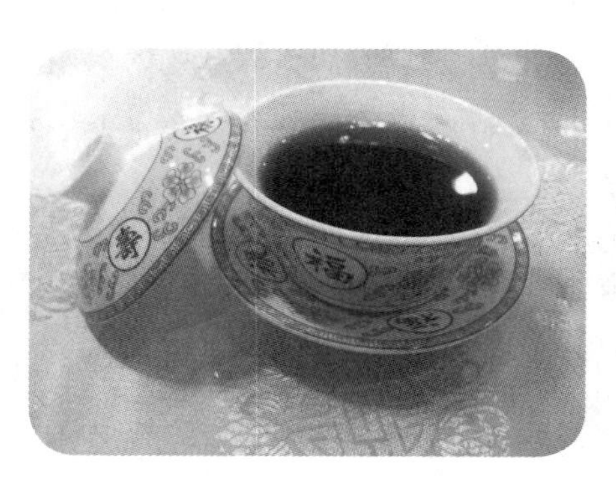

都与近年来人们的生活水平提高、饮食比例失衡、摄入食品的能量过高、富含嘌呤的食物过多有密切关系，其结果导致糖和嘌呤代谢紊乱，表现为血糖、血尿酸水平升高。由于人

们摄入的脂肪、糖类食物过多，加之大量饮酒、缺乏运动等因素，导致肥胖者迅速增多，肥胖又引发了高胰岛素血症、胰岛素抵抗，进一步促使了糖、脂质和嘌呤等的代谢紊乱，最终导致糖尿病、痛风、高血压、血脂紊乱等疾病的急剧增加，这些疾病又都会影响肾脏功能，致使肾功能受损，尿酸排泄减少，血尿酸升高，高尿酸血症和痛风的发病率随之增高。

18. 痛风合并糖尿病如何进行日常调理？

张大妈：痛风合并糖尿病日常怎样调理呢？

英萍医生：对于痛风合并糖尿病的患者我们在日常护理上要在以下几方面着手：患者的饮食习惯、血糖水平、对疾病认知度等方面。

（1）要多了解关于疾病的知识，做到“知己知彼”。

（2）要时时跟进检测患者的血糖水平，做到“心中有数”。

（3）饮食护理。糖尿病与痛风的病因都与患者的饮食有密切关系，因此节制、有所取舍、调节、平衡的饮食不仅可以起到辅助治疗的作用，对患者的康复也具有重要意义。我在患者的饮食上制定了一、二、三、四原则。一合理，即为糖（碳水化合物）、脂肪、蛋白质的摄入比例应合理，原因在于糖摄入过多不但能使血糖升高，诱发或恶化糖尿病，还可以使糖转化为脂肪，沉积体内，以致身材肥胖，肥胖又导致胰岛素抵抗，胰岛素抵抗又可能导致糖、脂质、嘌呤代谢失常，诱发或加重糖尿病、高血压病、痛风、血脂紊乱等。一般饱和脂肪酸，多不饱和脂肪酸、单不饱和脂肪酸的比例接近1∶1∶1为最佳，每日补充60g左右蛋白质即合理。二戒即戒烟、忌酒。原因在于长期抽烟者，尼古丁导致血管内壁损伤，使胆固醇、三酰甘油大批沉积在血管壁，致动脉硬化，诱发糖尿病及痛风病的发生，或加重其病情，增进并发症的产生、发展。而大量饮酒者会造成血液中有机酸，

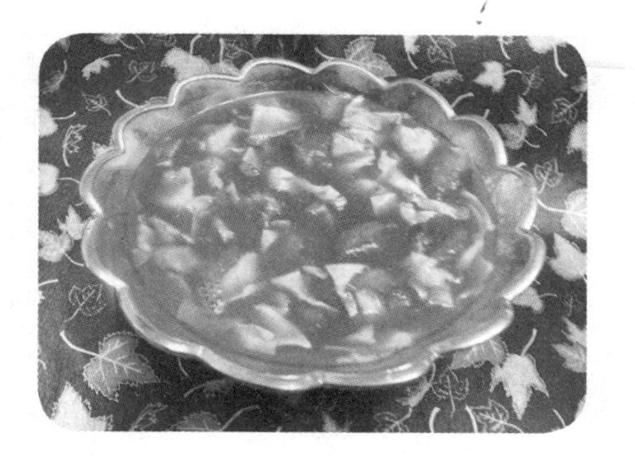

尤其是乳酸浓度升高，有机酸在肾脏妨碍尿酸排泄，血尿酸迅速升高。三足即维生素、微量元素、矿物质、纤维素和饮水要充足。因为糖尿病、痛风及其并发症的发生，常与钙、锌、铁等元素缺少有关，而多饮水能使血液有效轮回量增加，血液黏稠度降低，有益于体内各种物质代谢进程的进行。四低即低糖、低盐、低嘌呤、低胆固醇、低饮食摄入量，可多吃蔬菜和水果，少吃含胆固醇高的蛋黄、蟹黄等。

19. 含糖高的食物有哪些？

张大妈：那含糖高的食物又有哪些呢？

英萍医生：下面这个表格中标出了我们日常生活中常见的食物的含糖量。

含糖量	食物	含糖量	食物
1%	南瓜、紫菜、生菜	2%	小白菜、小油菜、菠菜、芹菜、青韭、蒜黄、莴笋、黄瓜、西红柿、西葫芦、冬瓜、菜瓜、茴香、卷心菜
3%	大白菜、黄韭、鲜雪里蕻、茄子、小红萝卜、角瓜、瓜子、鲜蘑菇、豌豆苗、酸菜	4%	圆白菜、韭菜、绿豆芽、豆角、西瓜、甜瓜、菜花、扁豆、茭白、春笋、油菜、空心菜、臭豆腐
5%	丝瓜、小葱、金花菜、青椒、青蒜、青梅、酱豆腐、韭菜花	6%	白萝卜、青水萝卜、红心萝卜、大葱、韭菜苔、冬笋、草莓、桃、枇杷、豆腐干、黄豆芽
7%	香椿、香菜、毛豆、黄桃、黄胡萝卜	8%	生姜、洋葱、红胡萝卜、樱桃、柠檬
9%	橙子、菠萝、李子、莲蓬、榨菜、蒜苗	10%	葡萄、杏
11%	柿子、沙果	12%	梨子、橘子、豌豆、橄榄
13%	柚子	14%	荔枝、山药
15%	苹果	16%	土豆
17%	石榴	20%	香蕉、藕
22%	红果、甘蔗、哈密瓜	50%	面条、烙饼、油饼、巧克力、柿饼
70%	米、面、玉米面、蜜枣	85%	粉条、粉丝

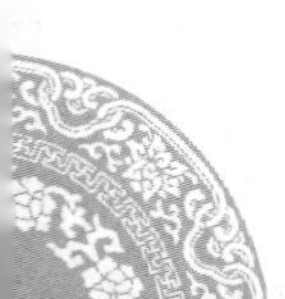

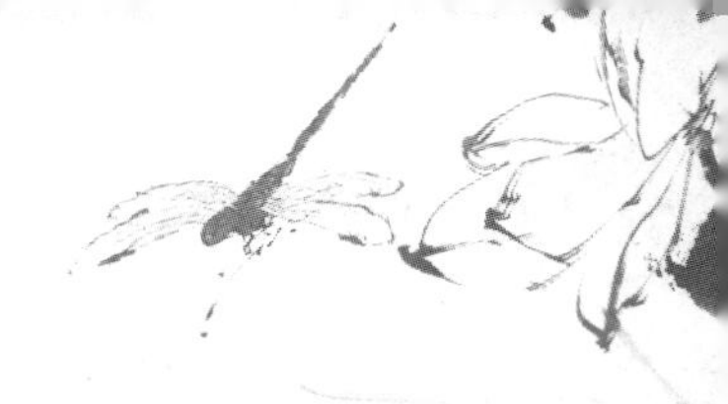

20. 能够降血糖的食物有哪些?

张大妈：有没有像降血脂一样可以降血糖的食物呢？

英萍医生：有的，但是没有降血脂食物那么丰富，我给你推荐几个具有代表性的效果比较好的供你选择。

（1）洋葱：性味辛温，甜润白嫩，是人们喜爱的佳蔬。洋葱不仅含有刺激胰岛素合成和分泌的物质，对糖尿病有辅助治疗作用，而且其所含的前列腺素A和硫氨基酸，有扩张血管，调节血脂，防止动脉硬化的作用。因此，对糖尿病伴有血脂异常者最为适宜。

（2）南瓜：甘温无毒，有补中益气功效。南瓜含有能抑制葡萄糖吸收的果糖，能与人体内多余的胆固醇结合，有防止胆固醇过高，预防动脉硬化的功效。现代医学研究表明，南瓜中还含有腺嘌呤、戊聚糖、甘露醇等许多对人体有益的物质，并有促进胰岛素分泌的作用。糖尿病患者每天煮食南瓜100g，对改善症状有良效。

（3）黄瓜：味甘性凉，甘甜爽脆，具有除热止渴的作用。现代药理研究表明，黄瓜含糖仅1.6%，是糖尿病患者常用的代食品，并可从中获得维生素C、胡萝卜素、纤维素和矿物质等。黄瓜中所含的丙醇二酸，能抑制人体内糖类物质转变为脂肪。肥胖型糖尿病患者合并有高血压者，每天食黄瓜100g，大有益处。

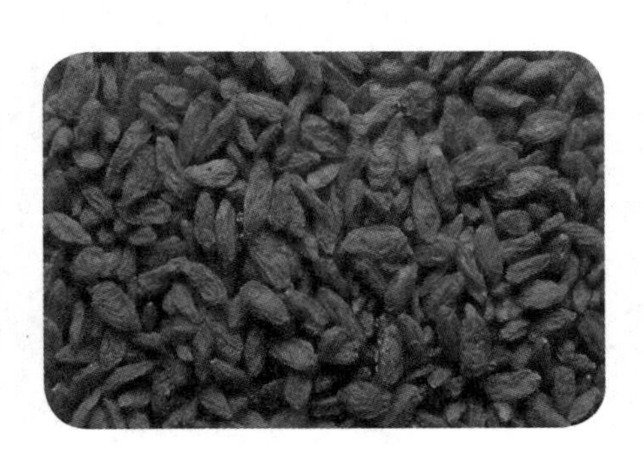

（4）苦瓜：味苦性寒，肉质柔嫩，富含多种营养成分，

尤其是维生素C的含量高居各种瓜类之首。药理研究发现，苦瓜中所含的苦瓜皂苷，有非常明显的降血糖作用，不仅有类似胰岛素样作用（故有植物胰岛素之称），而且还有刺激胰岛素释放的功能。有人试验，用苦瓜皂苷制剂口服治疗2型糖尿病，总有效率可达到78.3%。所以，糖尿病患者若用苦瓜1个，剖开去瓤洗净，切片水煮1次服下，每天1或2次，有利于控制血糖。

（5）山药：山药中含有的大量黏滑成分是黏蛋白。黏蛋白能包裹肠内的其他食物，使其含有的糖被缓慢地吸收。这样一来就可以有效地抑制饭后血糖急剧上升，使血糖得到良好的控制。除此之外，山药还含有合成胰岛素必不可少的镁和锌等成分，以及维生素B_1、维生素B_2。这些成分可以促进血液葡萄糖的代谢，降低血糖含量。

（6）芋头：和山药相似，芋头中也含有黏蛋白、镁、锌、维生素B_1等成分，此外它还含有半乳聚糖，能有效降低血压和胆固醇。还有很重要的一点是，芋头热量较低。100g芋头中，热量仅为79大卡。所以糖尿病、高脂血症、肥胖等必须限制饮食的疾病，芋头是最好的选择之一。

（7）银耳：银耳中含有较多的银耳多糖，这是一种可以有效影响胰岛素活性的物质。实验发现，银耳多糖可将胰岛素在动物体内的作用时间从3～4h延长至8～12h。所以糖尿病患者可以在日常生活中多食用银耳。做法为：银耳

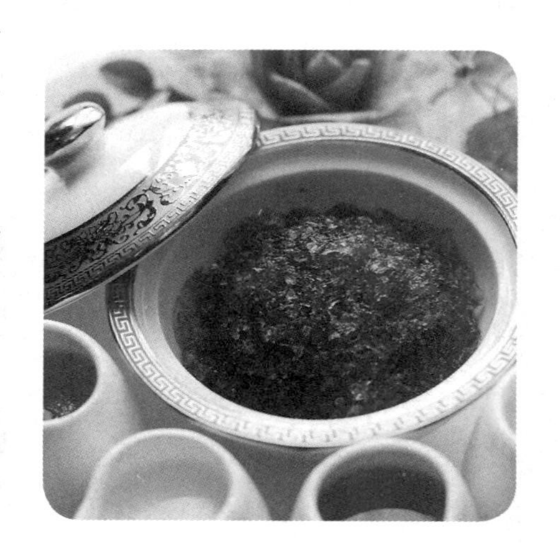

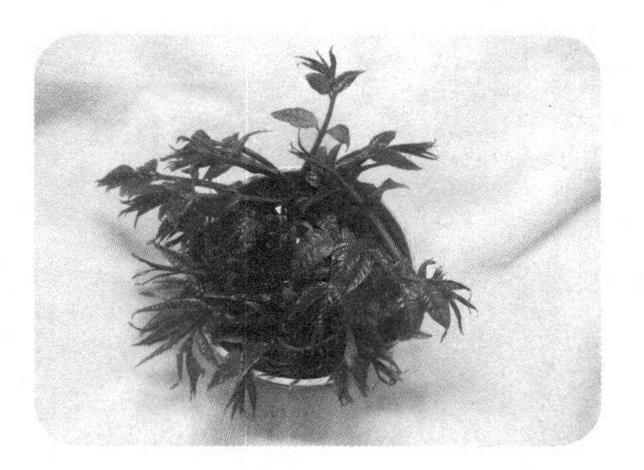

15～20g，炖烂后服食，每天1次。除此之外银耳所含热量较低，又含有丰富的食物纤维，糖尿病患者服用后能延缓血糖上升。

（8）黑木耳：黑木耳中含木耳多糖、维生素、蛋白质、胡萝卜素和钾、钠、钙、铁等矿物质，其中木耳多糖具有显著降血糖的作用。

21. 痛风患者血脂和血糖应该控制的界限是什么？

张大妈：我的血脂和血糖应该控制在多少对病情比较好？

英萍医生：我给你血糖血脂的正常值进行参考：

空腹血糖（fasting blood glucose， FBG）正常值

①一般空腹全血血糖为3.9～6.1mmol/L（70～110mg/dl），血浆血糖为3.9～6.9mmol/L（70～125mg/dl）。

②空腹全血血糖≥6.7mmol/L（120mg/dl）、血浆血糖≥7.8mmol/L（140mg/dl），2次重复测定可诊断为糖尿病。

③当空腹全血血糖在5.6mmol/L（100mg/dl）以上，血浆血糖在6.4mmol/L（115mg/dl）以上，应做糖耐量试验。

④当空腹全血血糖超过11.1mmol/L（200mg/dl）时，表示胰岛素分泌极少或缺乏。因此，空腹血糖显著增高时，不必进行其他检查，即可诊断为糖尿病。

餐后血糖正常值

①餐后1小时：血糖6.7～9.4mmol/L。最多也不超过11.1mmol/L（200mg/dl）。

②餐后 2 小时：血糖≤ 7.8mmol/L。

③餐后 3 小时：3 小时后恢复正常，各次尿糖均为阴性。

血脂正常值

①总胆固醇（TC）：200ml/dl 以下或 3 ～ 5.2mmol/L 左右。

②三酰甘油（TG）：150mg/dl 以下或 1.7mmol/L 左右。

③低密度脂蛋白（LDL-C）：120mg/dl 或 3.12mmol/L 以下。

④高密度脂蛋白（HDL-C）：40mg/dl 或 1.04mmol/L 以上。

但是患者的血脂和血糖具体控制情况根据临床状况而定，上下可略有浮动，具体遵循医嘱。

22. 关节痛与痛风有何关系?

张大妈：我有时关节会痛跟痛风有关系吗？

英萍医生：应该是有一定关系的，通常患有痛风的患者因为以下几点原因会导致关节炎。

第一，不合理的饮食方式和不良的生活习惯。由于有些食物里面含有一些会引起本来聚集在软组织中的尿酸结晶再次溶解的衍生物，这不仅使患者的痛风情况加剧，还会引起关节炎甚至加重关节炎症。而不良的生活习惯则会扰乱人体的生物钟，造成新陈代谢紊乱，进而使体质酸化症状加重。

第二，工作压力大。很多人每天都投入到高强度的工作当中，神经过度紧绷，导致身心疲惫，因为工作关系，又缺少户外锻炼，久而久之身体各类器官的生理功能会逐渐衰

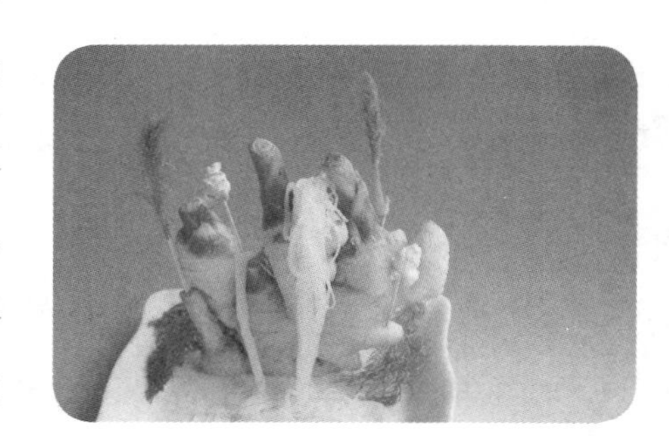

退，排泄不畅，体液呈酸性，痛风便会乘虚而入，痛风性关节炎也尾随而至。

第三，关节没注意保暖，受凉受潮。关节一旦受凉受潮，皮肤表面温度也随之降低，为尿酸沉积制造了有利环境，时间一长，便扩散成痛风性关节炎。天气变化对关节炎也有很大影响，特别是雨天，环境潮湿，局部血管会发生抽搐收缩，关节组织血液供量减少，不能循环，也很可能会诱发痛风性关节炎。

23. 痛风患者严禁的“三高”是什么意思?

张大妈：我听说痛风患者的禁“三高”不是禁高血糖、高血脂、高血压，那是禁哪“三高”呀？

英萍医生：是指饮食中严禁“三高”，即高脂肪、高蛋白质、高嘌呤。食物中的嘌呤常与胆固醇和脂肪同时存在。痛风患者饮食结构以糖为主，这一点我在上面也跟你提到过，糖可促进尿酸排出，因此可多食精白米、富强粉、玉米、馒头和面条等。

24. 痛风患者饮食有哪些误区?

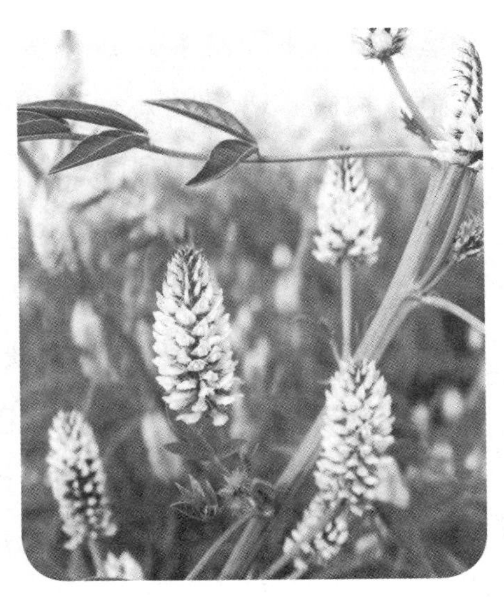

张大妈：我们平时有哪些饮食的误区吗？

英萍医生：是的，平时还真有很多饮食误区。

（1）误区一：不需要控制总能量的摄入。有些患者认

为痛风的饮食原则就是要尽量少吃嘌呤含量高的食物，对每日总能量的摄入没有特别要求。

我认为这种认识不正确。体重指数是与高尿酸血症呈正相关的，因此对于肥胖或超重的痛风患者除了限制嘌呤含量高的食物以外，更应控制每日总能量的摄入。可在原每日摄入能量基础上减少 10% ～ 15%，每月体重减少 0.5 ～ 1kg，逐渐使体重降至理想范围。在此期间，切忌减体重过快，否则易引起痛风的急性发作。

建议：对于肥胖或超重的痛风患者，每日膳食摄入总能量可按每公斤标准体重 20 ～ 25kcal 计算，适当减少蛋白质与脂肪的供能比例。

（2）误区二：将动物性食物等同于高嘌呤食物。有些患者认为动物性食物都是高嘌呤食物，因而在自己的食谱中对鱼、肉、蛋、奶等动物性食物敬而远之。

我认为这种认识不正确。动物性食物是指鱼、肉、蛋、奶等一大类食物，富含蛋白质、脂肪、糖、维生素、矿物质等多种营养素。此类食物中的不少食物确实含有大量嘌呤，如动物内脏、肉汤、各种肉类，以及大多数鱼类等，但是牛奶、蛋类却是低嘌呤食物，而且富含必需氨基酸的优质蛋白，痛风患者完全可以吃。

建议：痛风患者应遵循低嘌呤饮食原则，尽量限制动物内脏、海鲜、鱼类、肉类等动物性食物的摄入。对于牛奶、蛋类来说，痛风患者完全可以食用，高胆固醇血症患者需注意蛋黄不要过量。此外，由于嘌呤易溶于汤中，各种肉汤嘌呤含量极高，病情较轻的痛风患者也不能喝肉汤，但可以将瘦肉经煮沸后弃汤

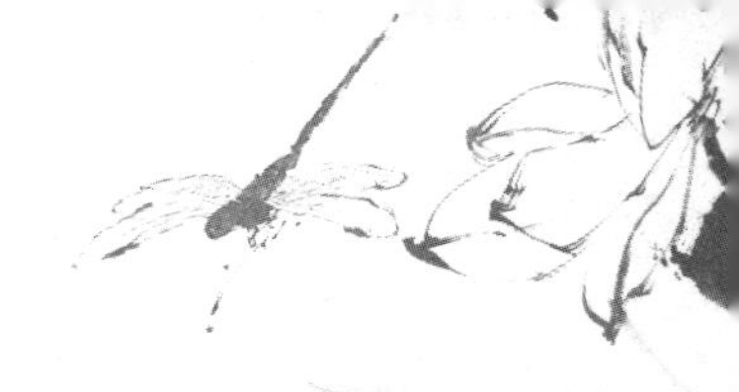

限量食用。

（3）误区三：将蔬菜等同于低嘌呤食物。有些患者认为蔬菜嘌呤含量低，不会激发痛风，因而不需要特别限制。

这种认识也不正确。蔬菜的嘌呤含量与动物肝脏、海鲜、肉汤等动物性食物相比，总体来说确实要低一些，但有些蔬菜并不属于低嘌呤食物。如豆类及其制品、芦笋、香菇、紫菜、豆苗等嘌呤含量就比较高。因而，痛风患者将蔬菜等同于低嘌呤食物，坚持“宜素不宜荤”的说法是片面的。

建议：痛风患者急性发作期除限制嘌呤含量高的动物性食物外，也要尽量避免食用豆类、芦笋、香菇、紫菜等含嘌呤较高的蔬菜，缓解期减少进食次数和进食量即可。

（4）误区四：啤酒、茶水、咖啡有利于尿酸的排出。有些患者认为嘌呤易溶于水，多喝水、啤酒、茶水或咖啡等对尿酸患者有好处。

分析：这种认识不完全正确。嘌呤易溶于水，痛风患者多喝水是有好处的，有利于尿酸的排出，预防尿酸肾结石，延缓肾脏进行性损害。但多喝啤酒不好，因为酒精代谢可使血乳酸浓度升高，乳酸可抑制肾小管分泌尿酸，使肾排泄尿酸降低；而且啤酒本身也含有嘌呤，使血尿酸浓度增高，容易诱发痛风。浓茶水、咖啡等饮料有兴奋自主神经的作用，也可能会诱使痛风急性发作，痛风患者应避免饮用。

建议：痛风患者应多饮水，一般每天饮水量至少要达到2000ml，伴肾结石者最好能达到3000ml，但肾功能不全或心肺功能异常者要根据病情限制水的摄入量。饮水宜选用白开水、矿泉水、果汁或淡茶水，啤酒、咖啡、浓茶水等应尽量少用。

（5）误区五：急性期与缓解期的饮食原则一样。

分析：这种认识不正确。一般人正常膳食每日摄入嘌呤为600～1000mg，急性发作期嘌呤摄入量每天应控制在150mg以内，这对于尽快缓解急性痛风性关节炎发作，加强药物的疗效均是有利的。缓解期也应遵循低嘌呤的饮食原则，但可稍稍放宽限制。

建议：痛风患者在急性期，宜选用含嘌呤较少的食物，以牛奶及其制品，蛋类、细粮、蔬菜、水果为主。在缓解期，可增加选择含嘌呤中等量的食物，但应适量，如肉类每日不超过150g，尤其不要在一餐进食过多，将肉煮沸弃汤食用会减少嘌呤的摄入。不论急性期或缓解期，均应避免含嘌呤高的食物。

25. 痛风石的形成与平时饮食习惯有什么关系？

张大妈：我有个病友已经形成痛风石了，是不是和他平时饮食习惯有很大关系？

英萍医生：想要知道痛风石的形成是否与饮食有关，我们就要先了解一下什么是痛风石。

专业术语解读——痛风石

反复发作痛风的患者，在耳轮、关节周围可出现灰白色的硬结，就是痛风石。痛风石实质上是尿酸盐结晶，在显微镜下这种灰白色物质为针状的结晶。

痛风石是痛风特征性病变。易在耳轮处出现可能与耳轮处血液的酸碱度（pH）偏酸有关，因为血尿酸在酸性环境中容易沉淀。

血液中持续高浓度的尿酸是形成尿酸结晶的基础，所以，痛风石形成的速度、大小、多少与血尿酸浓度高低及持续的时间成正比。有人追踪统计报道，在患痛风20年后，约70%患者出现痛风石。从第一次痛风急性发作到出现痛风石为3年到几十年不等，平均为10年左右，这当然同痛风是否合理治疗有关，亦同血尿酸持续的高浓度有关。痛风石除在典型部位耳轮处外，还可在关节炎反复发作的部位，如足趾、手指、腕、膝，肘关节等周围，少数患者可有眼睑、角膜、舌、声带、鼻软骨、心肌和主动脉瓣上的痛风石。由此可见，痛风石的形成与很多因素有关，不仅仅是饮食不规范引起的，但可以肯定的是，合理的饮食会缓解病情的发展。

26. 中医治疗痛风石有什么方法?

张大妈：中医有比较好的消除痛风石的方法吗？

英萍医生：痛风石一旦长期存在，内部发生了纤维化和钙化，中医目前治疗效果也不理想，没有办法通过药物溶解，只能通过手术来治疗，但并不是所有的痛风结节都适合手术。

27. 饮用苏打水对痛风有帮助吗?

张大妈：我还听病友说我们痛风患者要时常饮用苏打水，这是正确的吗？

英萍医生：可以喝苏打水，苏打水可以碱化尿液，有助于尿酸的排泄。

28. 喝苏打水的注意事项有哪些？

张大妈：那我在喝苏打水的时候有哪些注意事项呢？

英萍医生：应注意以下几点。

（1）胃酸分泌过多的胃病患者，多喝一些苏打水，可以中和胃酸。反之，胃酸分泌过少的胃病患者，则不要大量饮用苏打水，否则会加重胃酸缺乏。

（2）苏打水含有较多的钠，而减少钠（或食盐）的摄入量是治疗高血压的重要措施。所以，高血压患者最好不要喝苏打水，或者喝苏打水的同时，减少食盐的摄入量。

（3）对于首次饮用的人来说，苏打水的口感不是很好。为了改善口感，一般易拉罐装苏打水产品要压入二氧化碳（即碳酸气），有的还添加甜味剂和香料制成“汽水”。而那些只是把二氧化碳压入经过纯化的饮用水，并添加甜味剂和香料，而没有小苏打成分的饮料，尽管也常自称“苏打水”，但实际上，它们只属于普通的非碱性碳酸饮料，因而不具有促进尿酸排泄的功能。

29. 怎样自制苏打水？

张大妈：我可不可以自制苏打水呢？

英萍医生：当然可以。尽管名称是苏打，但实际上用的却是小苏打而不是苏打，因此购买时，要注意认清产品成分是碳酸氢钠，而不是碳酸钠，后者称为“苏打”。取 2 ～ 3g（1 小勺）小苏打放于空矿泉水瓶中，然后加满凉开水或纯净水（500ml 左右），溶解摇匀后即可饮用。

这样做出来的苏打水虽然具有碱化尿液、促进尿酸排泄的作用，但口感不太好。为了起泡并改善口感，可加入少量食用柠檬酸（也可用白醋代替），密封摇匀，以使二氧化碳溶解在水中。每天喝1瓶，可以分几次喝，每次喝完后盖好盖子，否则气体跑了，口感更差。

30. 单纯多喝水能否替代苏打水的效果?

张大妈：单纯多喝水可以起到同样效果吗？

英萍医生：苏打水之所以好用是因为含有碳酸氢钠，而纯净水没有这个作用，不过多喝水能加快体内液体循环，促进正常排尿。也是有益处的。

31. 酒对痛风有哪些影响?

张大妈：我平时喜欢和老伴没事喝两杯酒，对病情有影响吗？

英萍医生：痛风的病因有很多如遗传、药物等因素。饮酒是一个非常重要的因素。尤其是喜欢喝啤酒的人患痛风的概率要大于常人。长久以来很多医学机构都怀疑饮酒会增加痛风发病的风险。最近一美国科普专题更是证实了过量喝啤酒能令痛风病发率增高，研究人员在统计数据后发现每天喝啤酒两听以上的人，痛风发病风险是不喝啤酒者的2.5倍；每天喝烈性酒两杯（酒精含量15g）以上的人，患痛风的风险是常人的1.6倍，而喝红酒没有什么影响。这个研究负责人声称：啤酒及烈性酒中某种没有断定的非酒精物质能够导致痛风。所以是不能喝酒的，你和老伴都要戒掉这个习惯。

32. 喝茶或者咖啡对痛风有影响吗?

张大妈：那喝茶或者咖啡呢？

英萍医生：适当饮茶或咖啡对痛风患者没有太大影响。茶和咖啡已经是我们日常生活中必不可少的饮品，茶叶和咖啡中分别含有茶叶碱和咖啡因，这些甲基黄嘌呤物质会转变为尿酸，而尿酸在血液中浓度高正是痛风的要害，所以主张痛风患者禁止以茶和咖啡作为饮料。然而，进一步的科学研究表明，茶叶碱和咖啡因在人体内代谢生成甲基尿酸盐，其分子结构不同于尿酸盐，并不会沉积而形成痛风石。故目前认为，禁止饮茶和咖啡缺乏充足的科学证据，且这两种饮料呈弱碱性，适量饮用有利于尿酸盐从尿液中排出，对病情有利。不过，浓茶和浓咖啡有强烈兴奋作用，对于饮用后出现失眠、心悸和血压增高的患者来说，也可能诱发痛风发作，故这类痛风患者应避免喝浓茶和浓咖啡。所以痛风患者一定要注意这两类饮料不能多喝，否则将会加重病情。

33. 痛风患者能否抽烟?

张大妈：痛风患者能抽烟吗？

英萍医生：痛风患者饮食需严格控制，吸烟对痛风的发病虽有一定影响，但并没有严格指标显示抽多少支烟可以引起痛风发作。在最新公布的诊治指南中也没有明确提示，但必定对身体有百害而无一利，还是尽量少抽吧。

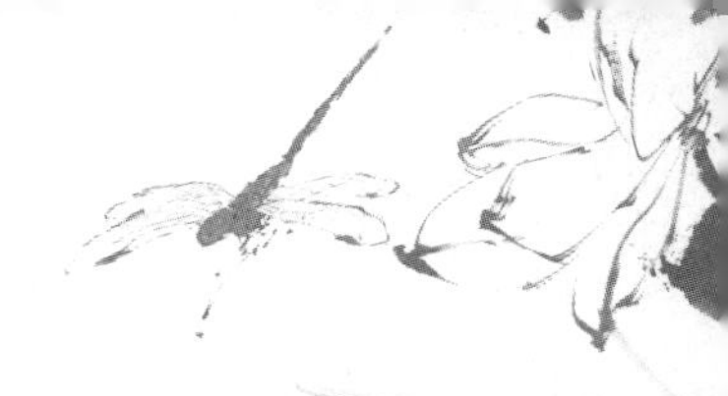

34. 食用盐量多对痛风有影响吗?

张大妈：我们一家都是东北人，平日里做菜口味比较重，可以吗？

英萍医生：高盐饮食使得身体代谢紊乱，很容易诱发痛风。所以痛风患者日常饮食一定要限制盐和刺激性食物的摄入。盐可使体内水分滞留，妨碍尿酸排出，因而，盐的摄入量每日不宜过多。饮食要清淡，少油腻少盐。

35. 治疗痛风的小偏方是否可用?

张大妈：我家亲戚给我一个治疗痛风的小偏方我可以用吗？

英萍医生：经常有患者或患者家属问我，我在网上或某本书中或者我家亲戚找了一个中药处方，能不能用，我说能用，但疗效如何我不敢保证，因为大家都知道，中医的精髓就是辨证论治，只有看了患者、辨证水平较高的中医大夫才能根据辨证开出适合患者的处方，一个处方给不同症状不同证型的患者服用效果不好妄加断言。

36. 痛风患者食疗攻略有哪些?

张大妈：你刚才给了我不少食疗方法，我不会搭配呀，能给我制订一个一周的食疗方案吗？

英萍医生：我给你一个一周饮食的示范，你可以根据这个自己再拟订其他的方案，换着使用。

（1）星期一。

早餐：燕麦蛋花汤（鸡蛋 1 个，燕麦 30 ～ 50g），白菜炒枸杞（白菜100g，枸杞5g），大枣3枚，苹果1个（100g）。

午餐：馒头150g，土豆烧茄子（土豆150g、茄子100g、油15g），洋葱炒瘦肉（瘦肉50g、洋葱50g，油15g）。

晚餐：枸杞山药小米粥（小米50g，枸杞子5g，山药50g），炝拌菠菜花生米（菠菜100g，花生米50g，香油3g）。

（2）星期二。

早餐：番茄鸡蛋面（番茄100g，精瘦肉50g，香菜5g，香油1g，挂面50g），大枣3枚，苹果1个（100g）。

午餐：大米饭100g，嫩炒牛肉（牛肉50g，香菜10g，油25g），凉拌紫甘蓝洋葱（洋葱50g，紫甘蓝100g）。

晚餐：薏苡仁小豆米粥（薏苡仁50g，小豆50g），蒜泥茄子（蒜泥5g，茄子100g）。

（3）星期三。

早餐：葱花饼100g，凉拌藕片80g，番茄鸡蛋汤（鸡蛋1个，番茄100g），大枣3枚，苹果100g。

午餐：大米饭150g，西葫芦炒虾仁（西葫芦150g，虾仁50g，油15g），豆芽粉条（豆芽150g，粉条15g，油15g），紫菜汤（紫菜5g，黄瓜20g，香油1g）。

晚餐：皮蛋葱花粥（皮蛋1个，葱花5g，大米50g），紫甘蓝拌藕片（紫甘蓝50g，藕片50g）。

（4）星期四。

早餐：莜麦菜疙瘩汤（莜麦菜50g，白面80g，香油1g，水煮鸡蛋1个），大枣3枚，苹果100g。

午餐：春饼120g，茼蒿炒鸡丝（茼蒿150g，鸡肉50g，油20g），海带汤（海带50g，葱花5g，香油1g）。

晚餐：小米粥（小米50g），扁豆青椒丝（扁豆50g，青椒50g），圆白菜炒枸杞（圆白菜50g，枸杞5g）。

（5）星期五。

早餐：二米粥（大米20g，小米30g），煮鸡蛋1个，凉拌芥菜萝卜丝（芥菜50g，萝卜50g），大枣3枚，苹果1个（100g）。

午餐：二米饭（黑米50g，大米50g），清蒸茄子（茄子100g，蒜末5g），牛肉丝炒芹菜（牛肉50g，芹菜150g，油20g），番茄清汤（番茄50g，葱花5g，香油1g）。

晚餐：南瓜粥（南瓜50g，大米50g），炝拌豇豆（豇豆50g）。

（6）星期六。

早餐：小米二黑粥（黑芝麻，小米，黑米各10g），馒头50g，凉拌海带（海带100g），大枣3枚，苹果1个（100g）。

午餐：馒头100g，香椿炒鸡蛋（香椿100g，鸡蛋1个，油20g），冬瓜海带汤（冬瓜100g，海带100g，香菜5g）。

晚餐：薏苡仁枸杞银耳粥（薏苡仁50g，银耳5g，枸杞5g），凉拌黄瓜（黄瓜100g，香菜5g）。

（7）星期日。

早餐：枸杞小米粥（小米50g，枸杞子5g），凉拌茼蒿（茼蒿50g，蒜泥3g，油5g），凉拌土豆丝（50g），大枣3枚，苹果1个（100g）。

午餐：玉米面发糕100g，醋熘白菜（白菜150g，油20g），煎银鱼（银鱼30g，油5g），黄瓜素汤（黄瓜50g，香油1g）。

晚餐：鸡蛋饼（面粉50g，鸡蛋1个，油5g），绿豆粥（绿豆 50g，大米 50g），凉拌藕片（藕片 100g）。

37. 做菜时有哪些注意事项?

张大妈：在做这些菜时需要额外注意什么吗？

英萍医生：在厨具方面尽量用烤箱、微波炉、不粘锅制作肉类膳食时，在盘底铺上铝箔纸，可以吸去多余的嘌呤和油，还可避免使用过多的油致热量过多，同时也减少了维生素的丢失。

在调味方面：痛风患者的菜肴多要清淡，其中主要是控制盐。要根据我们前面提到的盐的摄入量食用。

38. 痛风患者是否可以只用食疗治疗?

张大妈：治疗痛风的药物肝肾损伤大，我能不吃就不吃，只食疗可以吗？

英萍医生：我们先来了解一下目前治疗痛风的药物，主要包括下列三类。

（1）镇痛药：包括秋水仙碱、非甾体抗炎药和糖皮质激素等。

（2）降尿酸药：目前临床上常用的有别嘌醇、苯溴马隆等。

（3）碱性药：常用的有小苏打、苏打水、苏氏合剂等。患者和家属一般可接受小苏打等药物治疗，但因惧怕药物的不良反应，拒绝使用镇痛和降尿酸药。让我们先看看镇痛和降尿酸药在痛风治疗过程中将发挥什么样作用，不用这类药物会导致什么后果，然后再来谈该不该用药的问题。

痛风发作时，由于疼痛剧烈，大多数患者难以忍受，因此镇痛是患者迫切要求解决的问题。镇痛药除了能迅速缓解疼痛，减轻患者的痛苦外，尚具有局部消炎作用，通过消炎减轻疼痛部位的水肿，阻止炎症对局部关节、组织和骨骼的损害。因此痛风急性期必需使用镇痛药物，否则，易导致关节局部的损伤，使痛风由急性转为慢性。秋水仙碱是治疗痛风性关节炎的特效药，其镇痛和消炎效果均佳，但其达到镇痛效果所需剂量与中毒量非常相近，其不良反应在临床上大部分患者表现为腹痛、腹泻，少部分患者出现肝、肾损害、骨髓抑制，但停药后肝肾功能和骨髓抑制均能恢复正常。非甾体抗炎药近年来在镇痛方面取得了重大进展，有些新型药物镇痛效果可与秋水仙碱媲美，如依托考昔（安康信），甚至已超过了秋水仙碱。由于其镇痛机制与秋水仙碱不同，因此与秋水仙碱合用在临床上往往能产生奇效，不良反应明显减少。目前正逐步替代痛风急性期单用秋水仙碱治疗这一传统治疗方案。该类药物常见的不良反应为胃肠道反应，心肌缺血者慎用，肝肾毒性不大，轻度肝肾功能异常，停药后多能自动恢复正常。

痛风缓解期的治疗主要是降尿酸治疗。通过治疗使血尿酸长期维持在正常水平，既可预防痛风性关节炎反复发作，也可预防或延缓痛风并发症的发生、发展。因此缓解期降尿酸治疗对痛风患者至关重要。目前临床上常用的降尿酸药主要有两类，一类为抑制尿酸合成的药物如别嘌醇，另一类为促进肾脏尿酸排泄的药物主要为苯溴马隆。这两类药物降尿酸的作用都较强，对肝肾都有一定的不良反应，但停药或应用保肝、保肾的药物后，肝肾功能一般能恢复正常。

所以，大妈，在考虑是否需要服用治疗痛风的药物时，应

全面权衡用药的利与弊，不能片面强调药物的不良反应，而忽略了疾病本身对肌体的损害。与炎症和高尿酸血症对肌体的损伤相比，药物的不良反应可说是“小巫见大巫”。因为肌体具有强大的自我修复能力，特别是肝脏和肾脏，药物对肝肾的损伤，肌体可以得到自我修复。但长期高尿酸血症对肾脏、肝脏、心脏等肌体内脏器官所产生的持续慢性损伤却是不可逆转的，也是难以修复的，而且最终会导致尿毒症、冠心病、中风等严重后果。这岂不是得不偿失，因小失大。因此，除非患者存在用药禁忌，否则，一般痛风患者在痛风的急性发作期和缓解期均应考虑药物治疗。

39. 痛风血尿酸正常了是否可以停止用药，只是饮食调理?

张大妈：痛风血尿酸正常了就停止用药，只是饮食调理可以吗？

英萍医生：我临床遇到的有些患者确实是这么认为的，也是这么做的。但结果如何呢？大部分患者的病情出现反复，甚至加重，尿酸又升上去了。这是因为：①肾脏对尿酸的排泄减少和体内尿酸的合成增加是导致血尿酸水平升高的主要原因。其中 90% 的患者是因肾脏对尿酸的排泄减少所致，只有不到 10% 的患者因尿酸合成增加引起。而且每日新合成的尿酸中 80% 来自体内的新陈代谢，只有 20% 来自食物。②饮食控制只能减少体内尿酸合成的原料，使尿酸合成减少，但不能改善肾脏对于尿酸的排泄，而肾脏对尿酸排泄减少是导致高尿酸血症的主要原因。③目前临床上应用的降尿酸药物主要有两类，其一为抑制尿酸合成的药物，如别嘌醇；其二为促进肾脏尿酸排泄的药物，如苯溴马隆。这两类药物均有较好的降尿酸能力，均能通过作用于尿酸合成过程中或尿酸从肾脏排泄过程中的关键环节发挥作用；换言之，这两类药物均通过与其药物靶点结合，调节尿酸的代谢和排泄；停止服药后，由于无药物与靶点结合，尿酸代谢和排泄将逐渐恢复原态。因此尿酸降至正常后，停止服药，尿酸水平会逐渐升高。